30种常见病拔罐疗法

主编 胡晓斌 骆锦昆 张丽妮 赖俊敏

上海科学技术文献出版社
Shanghai Scientific and Technological Literature Press

图书在版编目(CIP)数据

30种常见病拔罐疗法/胡晓斌等主编. —上海:上海科学技术文献出版社,2017
ISBN 978-7-5439-7548-4

Ⅰ.①3… Ⅱ.①胡… Ⅲ.①拔罐疗法 Ⅳ.① R244.3

中国版本图书馆 CIP 数据核字 (2017) 第 203758 号

责任编辑:张 军 翁一郡
封面设计:袁 力

30种常见病拔罐疗法

主 编 胡晓斌 骆锦昆 张丽妮 赖俊敏
出版发行:上海科学技术文献出版社
地　　址:上海市长乐路 746 号
邮政编码:200040
经　　销:全国新华书店
印　　刷:常熟市人民印刷有限公司
开　　本:720×1000　1/32
印　　张:6.875
字　　数:83 000
版　　次:2017 年 9 月第 1 版　2017 年 9 月第 1 次印刷
书　　号:ISBN 978-7-5439-7548-4
定　　价:28.00 元
http://www.sstlp.com

编委会

主　编	胡晓斌	骆锦昆	张丽妮	赖俊敏
编　者	胡晓斌	骆锦昆	张丽妮	赖俊敏
	张晓阳	秦　琴	沈晓红	汤茜云
	阳　帆	汪慧琪	刘　艳	易　晖
	吴　敏	郑熊鹰	刘　婕	毛庆梅
	操文娟	邹　文	周静静	雷教育
	汤　伟	胡维敦	魏　梅	刘珍职

序

拔罐疗法,是中医外治方法的一种,它如针灸、正骨、推拿、刮痧以及中草药一样,同是我国传统医学中的重要组成部分。据史料记载,早在三千年前,中国劳动人民就已经发明运用拔罐疗法来进行治病疗疾了。大约成书于这一时期的《五十二病方》中,就有用拔罐治病的内容记载:"牡痔居窍旁,大者如枣,小者如核者,方以小角角之,如孰(熟)二斗米顷,而张角。"其中"以小角角之",即是指用小兽角吸拔之意。

后世医家,如东晋的葛洪、隋唐的王焘、元代的萨谦斋等,他们均在各自的著作《肘后备急方》《外台秘要》《瑞竹堂经验方》等书中,记录和阐述了他们在继承前人拔罐医术的基础上,又不断实践、总结和改进的拔罐经验及成果。论著所叙,从拔罐工具的材料选取、制作,到拔罐的适应证、操作方法及注意事项等方面,无不述及,为后代拔罐疗法的发展作出了贡献。明清时期先后问世的《外科正宗》《医宗金鉴》《外科启玄》《本草纲目拾遗》等著作中,也都在不同程度上,记述和拓展了拔罐疗法的内容。到了清末、民国时期,由于战争及统治阶级腐朽等原因,致使中华国力衰退,民众艰难困苦,中国医术也濒于荒废而奄奄一息。

新中国成立后,在党发扬中医文化、推广中医药的政策照耀下,古老的拔罐术,犹如枯木逢春,又获得了新生和更进一步的发展。如今,拔罐疗法已广泛应用于全国各大医院、社区、乡村及部队等医疗部门,在为广大患者服务的大道上,做出了应有的贡献。

为了更好地发扬光大中医的外治方法,我院胡晓斌医师,积极响应党的"重视中医,学习中医,对中医加以研究整理……中国医药学是一个伟大的宝库,应当努力发掘,加以提高。……中医药是打开中华文明宝库的钥匙"等指示精神和号召,努力学习中国传统医药,并结合自己的临床实践,不断地挖掘和整理相关文献,在他的同事、学生及好友的大力帮助和支持下,几经易稿,终编著成《30种常见病拔罐疗法》一书。

该书分上下两篇,上篇简明扼要地论述了拔罐治病的基本原理、器具的种类、拔罐的基本方法、应用、适应证、禁忌证及注意事项;下篇则就临床常见的30种疾病的拔罐疗法的运用,分别从病因症状、治疗原则、主治经穴,到腧穴部位及治疗方法等内容上,均做出了较为详备的、条理分明的、深入浅出的阐述。阅读全书,细览章节,在其字里行间,不难发现,该书不仅文字通俗、语言流畅、技法易学、经穴明细及示图易懂之外,还有两大特点:

一、特别强化操作的安全性:本书在叙述每一种病症的治疗过程中,都非常清楚地交待了:"哪些病症适合拔罐,哪些患者不宜拔罐""哪种疾病拔罐治疗后,还需要配合做些什么、注意些什么或是否要改变原来的生活方式"等诸多的相关注意事项。可见,作者的这种防范医疗事故的安全意识,是非常高的,也只有长期工作于临床第一线的医务人员,才会有这种心态及体会。因此,就我个人认为,这种著书形式及安全意识,是值得学习、借鉴和推广的。

二、更注重治疗效果:作者在本书常见病症的拔罐疗法一篇中,除了对每一病种的治疗用穴、部位、方法及疗程,都做了较为详细的介绍和说明之外,还就运用拔罐治疗,提出了采用其他行之有效的中医方法来配合或补充其拔罐治疗,使原有的疗效得到更进一步的提高,从而缩短了治疗时间,减轻了患者的痛苦,也提高了整体疗效。由此可见,本书是有别于其他以往的单纯性阐述拔罐疗法方面的论著的,且就作者活用中医整体治疗观这点而言,本书可谓是一个创举。

纵观全书,所叙述的每一种病症的治疗原则、主治经穴、拔罐方法、诊治疗程,以及其他中医补充疗法等,均较为严谨规范,简单而实用,可谓是一部难得的中医实用型外治手册。我衷心地希冀,本书的问世能对广大基层青年医务工作者,特别是中医护理人员及中医爱好者、初学者,有所启发和帮助。

全国老中医药专家学术经验继承指导老师
原九江市中医医院副院长
熊泽民　主任中医师
2017年清夏于江西浔阳

30种常见病拔罐疗法

目 录

上篇　拔罐疗法概述

一、拔罐治病的基本原理 / 003

二、拔罐器具的种类 / 006

三、拔罐的基本方法 / 009

四、常见治疗罐的应用 / 014

五、拔罐的适应证、禁忌证 / 022

六、拔罐的注意事项 / 024

下篇　常见病症的拔罐疗法

一、感冒 / 031

二、头痛 / 035

三、咳嗽 / 041

四、哮喘 / 046

五、高血压病 / 050

六、冠心病 / 055

七、胃痛 / 060

八、腹胀 / 064

九、泄泻 / 070

十、便秘 / 076

十一、中暑 / 081

十二、风湿性关节炎 / 088

十三、风寒劳损脊背痛 / 094

十四、神经性皮炎 / 104

十五、湿疹 / 109

十六、疖肿 / 115

十七、丹毒 / 119

十八、手术后肠粘连 / 123

十九、颈椎病 / 128

二十、落枕 / 133

二十一、肩周炎 / 138

二十二、腰肌劳损 / 144

二十三、增生性脊椎炎 / 148

二十四、痛经 / 155

二十五、月经不调 / 161

二十六、子宫脱垂 / 168

二十七、乳腺增生 / 179

二十八、小儿腹痛 / 186

二十九、小儿腹泻 / 193

三十、小儿厌食症 / 199

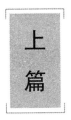

拔罐疗法概述

拔罐疗法又名筒吸疗法、拔罐术或吸筒法，古代称之为"角法"。即是运用罐状的器具作为工具，借热力或其他方法将罐内空气排出，使之形成负压后，可吸附于人体表皮（穴位）或相应的治疗部位上，以致局部皮肤组织产生瘀紫、充血、水肿，肌肤收缩、扩张、毛孔开放或血流加快等反应，使机体的神经、血液、淋巴、循环或免疫等应急机制产生有益于病症康复的作用效能，从而达到治疗或预防某种疾病目的的一种物理疗法。

一、拔罐治病的基本原理

中国传统医学认为，疾病的产生是由于人体感受了风、寒、暑、湿、燥、火、毒邪的侵袭、外伤或情志内郁，以致机体阴阳失衡，经络不畅，气机升降失常，脏腑气血不和。而拔罐疗法在人体局部的皮表或经穴上的作用，所引起的如：

组织收缩、扩张、瘀肿、开泄等刺激作用,则有较好的调节、疏通和补益机体的功能,因而具有防治疾病的作用。临床实践证明,拔罐疗法具有如下主治功能:

(一)扶正祛邪,平衡阴阳。
(二)疏通经络,调和气血。
(三)温经散寒,祛风除湿。
(四)活血散瘀,消肿止痛。
(五)清热泻火,拔毒排脓。
(六)行气舒筋,壮阳补阴。
(七)补虚托气,提肛止泻。
(八)健胃行脾,消食通下。
(九)减肥消脂,美肤美容。
(十)强身健体,延年益寿。

现代医学则认为,拔罐疗法的作用机制主要是通过罐内的负压吸力,对患部(经穴)所产生的效应影响(如局部出现毛细血管充血、瘀积、水肿、皮表扩张、毛孔放大，患处溶血、肿胀紧张等反应），并通过神经体液的调节功能来完成其作用。由于这种良性的刺激功能，促进或减弱了某个或整体系统的工作环境，从而使机体或某一机能得以改善，因此，拔罐疗法具有治疗或预防某些疾病的作用。就目前科学已经证实了的治疗作用，主要包括以下几个方面：

（一）扩张局部血管，加速血液及淋巴的循环。

（二）改善患处营养，增强组织的抗病能力。

（三）促进新陈代谢，祛除局部皮表的衰退细胞。

（四）活跃红白细胞，增强血管的通透性及吞噬力。

（五）促进胃肠蠕动，改善机体消化吸收的功能。

（六）调节中枢神经，平衡神经的兴奋与抑制。

（七）软化疏通血管，改善动脉硬化，降低血压。

（八）排泻肌表瘀积，清除局部瘀血和疖肿。

（九）分解降低痛阈，缓解疼痛，舒张挛缩。

（十）激活肾上腺素，改善性功能，延缓衰老。

二、拔罐器具的种类

拔罐器具的种类繁多，但常用的罐具主要有如下六种。

（一）陶制罐具

由陶土烧制而成，罐的两端稍小，中间呈圆鼓状略大。根据人体部位的拔罐需要，可制成口径大小不一的罐具（见图1）。本罐的特点是罐具重，吸引力大。临床适用于体壮邪实的中青年患者。

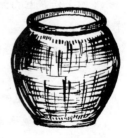

图1 陶制罐具

(二)竹制罐具

多由坚实质好的老竹制成,其形状如同长腰鼓形,两端口径大小一般为3~10厘米,高度在8~12厘米(见图2)。其特点是轻巧价廉,不易跌碎,而且可自制。缺点是易爆裂漏气,吸附力也弱于陶罐,且不易观察治疗部位皮肤的情况。

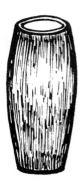

图2 竹制罐具

(三)木制罐具

常用杉木加工而成,形如竹罐。本罐的特点是轻巧不漏气,易吸收水分,因此很适合于药罐疗法。

(四)铜制罐具

用黄铜或紫铜制成。特点是拔力大,经久耐用,易于保存和留传。用此类罐具者,多为蒙、藏等少数民族的医家。现在临床上较为少见。

(五) 玻璃罐具

由玻璃烧制而成,分大、中、小三号,其形如同球状,口小肚大(见图3)。特点是质地透明,易于观察。临床适用于走罐和刺血罐。

(六) 抽气罐具

现市场出售的由有机玻璃或透明塑料和橡皮合制而成的各式抽气罐具(见图4)。此类罐具的特点是方便简单,不用火烧,因此不会烫伤皮肤。

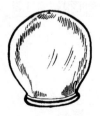
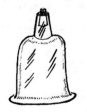

图3 玻璃罐具　　　图4 抽气罐具

三、拔罐的基本方法

(一)火罐法

是利用燃烧时火焰的热力,排除罐具内的空气,使罐内形成负压后,将罐具吸附于被治疗部位的一种拔罐方法。临床上常见的火罐使用方法有如下几种。

1. 投火法:用点燃的各类可燃纸制品(草纸较好)或酒精棉球投入罐具内,不等燃烧物烧完,即迅速将罐口罩在被治疗的部位上(见图5~6)。

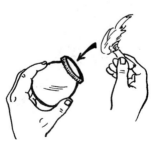

图5 燃纸投火法

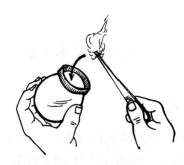

图6 燃酒精棉球投火法

2. 闪火法：用镊子挟住酒精棉球，点燃后伸入罐内烧一下即退出，同时迅速将罐具扣于被治疗的部位上（见图7）。

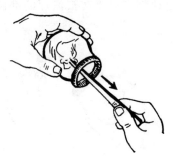

图7 闪火法

3. 贴棉法：将蘸有适量酒精的棉球贴于罐底或罐子内的上中段壁，点燃棉球后快速将罐具扣于被治疗的部位上（见图8）

4. 架火法：用一块直径约2～3厘米大小或根据需要选择大小适中的伤湿膏、南星止痛膏、活血止痛膏、生姜片、硬纸垫或其他不易燃烧传热的块状物，垫于被治疗的部位中间，并置上小块酒精棉球，点燃棉球后将罐子快速扣上即可（见图9）。

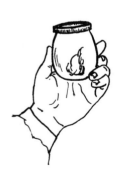
图8 贴棉法

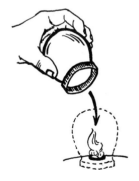
图9 架火法

5. 酒精燃烧法：用镊子夹住蘸有适量酒精的棉球，点燃后伸入罐内上中段，贴罐壁旋转一圈即出，并迅速将罐具扣在需要拔罐的治疗部位上（见图10）。

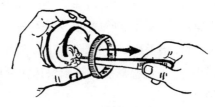

图10　酒精燃烧法

（二）抽气罐法

将抽气罐紧扣于需要拔罐的经穴部位上，然后用抽气工具（抽气枪、注射器或橡皮塞）抽排出适量的空气，使罐内产生负压而吸着于皮肤上（见图11～12）。

（三）煮药罐法

本法又称煮罐法。根据治疗需要，配制某

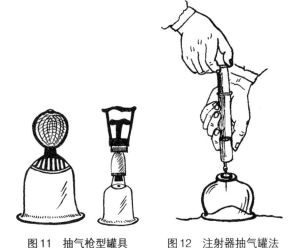

图11　抽气枪型罐具　　图12　注射器抽气罐法

种单方或复方中草药,用布包扎好放入盆中,加适量清水浸泡后同罐具一起(要木制或竹制罐子)于火上煎煮,当药水煮沸时,即可用镊子取出罐具,并快速甩干余水,擦干罐口,然后迅速拔罐。也可先煮药,待药水煮开时再投入罐具继续煮3～5分钟后,甩干余水,擦干罐口再拔罐。

四、常见治疗罐的应用

1. 留罐法:是将罐子吸附于治疗部位后,留置一定时间的拔罐方法。根据治疗需要,留罐时间一般在5~30分钟,肌肤浅薄处留罐时间相对较短,反之肌肤厚实部位,则留置时间相对较长。本法通常用于风湿痹痛、急慢性气管炎、哮喘、感冒、头痛、蛇伤及疮疡排脓等病症的治疗。

2. 移罐法:又称推罐法或走罐法。操作前选一口径略大且边缘光滑的玻璃罐,并于罐口及治疗部位上涂抹适量的润滑油(如麻油、石蜡油等),将罐具吸上皮肤后,医者左手扶持固定于患者治疗的相应部位旁,右手握住罐底稍用力下按,并做缓慢地上下或左右来回推移罐具数次,至皮肤潮红为止(见图13~14)。此法适用于肌肉较丰满厚实的颈肩、腰背及大腿等处,

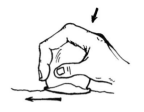 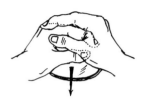

图13　单手推罐法　　　图14　双手推罐法

常用于颈肩痛、腰背风湿痛，脾胃虚寒及肌肉劳损等病症的治疗。

3. 复拔法：是指罐子拔上后，立即起罐，又即刻拔上，如此反复操作至局部皮肤潮红为度的一种拔罐法，此法又称闪罐法。此法多用于肌表麻木或身体机能减退的虚证患者。

4. 针罐法：即是在针刺穴位得气后，留针，再以针刺部位为中心，进行拔罐的一种治疗方法（见图15）。此法有针刺和拔罐的双重作用。临床多用于慢性风湿腰腿痛、肌筋劳损及关节疼痛

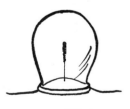

图15　针罐法

的患者。

5. 刺血罐：又叫放血罐，即是用三棱针、毫针、梅花针、皮肤针或注射针等，点刺治疗部位的皮肤，使之血出，然后在点刺部位上进行拔罐的一种治疗方法。此法常用于神经性皮炎、皮肤瘙痒、丹毒、疖肿及软组织损伤等病症的治疗。

6. 热罐法：是指先用红外线、神灯、微波或其他热源，照射烘烤患者治疗部位5~30分钟，然后再于患处拔罐的一种治疗方法。此法也可在拔罐的同时进行烘烤（见图16）。本法适用于秋冬季节及风寒湿痛患者的治疗。

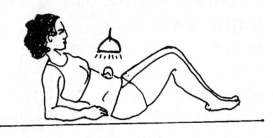

图16 热罐法

7. 点穴罐：又称指针罐法。即拔罐前医者先用手指端分别点按揉扣患者的相应经穴或治疗部位1～5分钟，然后再于指压处进行拔罐治疗的一种方法。此法适用于软组织挫伤、消化系统疾病、陈伤瘀血及风湿痛症的治疗。

8. 多罐法：即是在患部或与患处有关联的经络上，拔3个以上的火罐法（见图17～18）。此法适用于肢体麻木、坐骨神经痛、脊柱炎及骨质增生等病症的治疗。

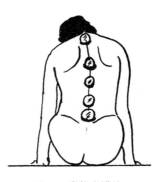

图17　脊柱多罐法

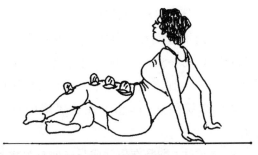

图18　下肢多罐法

9. 排罐法：是于患处或与患部有关联的经络穴位上，拔排列成行的多个火罐法（见图19）。此法多用于腰背脊柱病症的治疗。

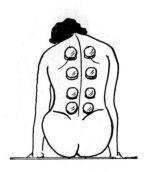

图19　腰背部排罐法

10. 刮痧罐：是指拔罐前，先于患处涂抹适量的润滑剂，继用拇指、牛角、小木梳、小汤匙或其他刮痧工具于需要拔罐的部位上，进行轻重适宜的上下或左右刮痧至局部皮肤潮红后，再于刮痧处进行拔罐治疗的一种方法（见图20~22）。此法适用于中暑痧症、消化系统疾病、肌筋劳损、膝关节腘窝处肿痛及颈椎增生等病症的治疗。

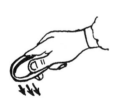

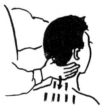

图21　掌侧刮痧法

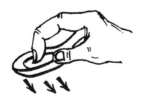

图20　汤匙刮痧法

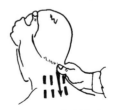

图22　拇指刮痧法

11. 灸罐法：是指先于患处或需要治疗的经穴上做艾灸10～30分钟，然后再以艾灸部位为中心，进行拔罐治疗的一种方法，此法又称艾灸拔罐疗法。本法多用于陈伤劳损、风寒湿痛及某些内科常见病症。

12. 提罐法：医者根据需要，用手握住已拔好的罐具底部，做轻重适宜、节律均匀地上下提拉罐具的手法操作，使被拔部位的肌筋皮肤随着提拉动作，而产生出一松一紧、一张一弛、一放一收的紧缩舒畅感，谓之提罐法。此法还可配合深呼吸运动来进行，即患者一呼医者一提，患者一吸术者一松法（见图23）。本法主要适用于腹部及皮肤松软的部位，临床常用于胃下垂、子宫下垂及肾下垂等病症的治疗。

13. 叩罐法：即是拔罐后，医者用掌根或空拳于缸具底部进行节律均匀、轻重

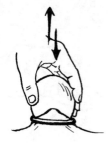

图23　提罐法

适宜地上下叩击罐具，使被拔部位有明显的振动和刺激感的一种拔罐治疗法（见图24）。本法多用于陈伤及风湿痹痛症的治疗。

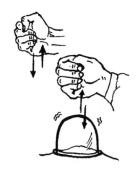

图24　空拳叩罐法

14. 揉罐法：此法多在推罐结束后进行。操作时，医者用全掌握紧罐具，并以罐口为着力点，于患处做上下或左右来回地揉推或揉按治疗（见图25）。此法主要用于肩颈部、腰背部风

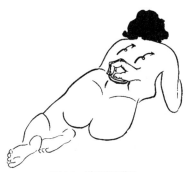

图25　背部揉罐法

湿痛、软组织陈伤及皮肤瘙痒症的治疗。

15. 拔罐贴药法：即取罐后，医者根据病情及治疗需要，于拔罐处贴上相应的药物（如伤湿膏、祛风膏、活血止痛膏、消炎活络膏、鱼石脂软膏、跌打损伤膏、狗皮膏等）或其他特定的中药配方药膏，以求达到提高治疗效果的一种治疗方法。此法可用于多种常见病症的治疗。

16. 拔罐注药法：即取罐后，医者根据治疗需要，于拔罐的中心点行局部（穴位）注药的一种疗法。此法有拔罐和注药的双重作用，临床适用于陈伤劳损、风湿痹痛、神经痛及关节病症的治疗。

五、拔罐的适应证、禁忌证

（一）适应证

适应拔罐治疗的疾病很多，但临床效果较好的病症主要有如下种类。

1. 伤科类：颈椎病、落枕、颈肩背肌劳损、腰肌劳损、肩周炎、膝关节风湿痛、骶髂关节风湿病、四肢肌肉麻木风湿痛、坐骨神经痛等。

2. 外科类：疔疮、疖肿、丹毒、手术后肠粘连、蛇咬伤等。

3. 皮肤类：神经性皮炎、皮肤瘙痒及湿疹等。

4. 妇科类：产后少乳、急性乳腺炎和痛经等。

5. 男科类：阳痿及前列腺炎等。

6. 儿科类：小儿支气管炎、小儿腹泻及小儿厌食症等。

7. 内科类：感冒、中暑、咳嗽、哮喘、胃痛、腹胀、消化不良、泄泻、高血压、冠心病、风湿关节炎、头痛、面神经麻木等。

（二）禁忌证

患有各种传染性疾病，皮下出血性疾病，皮肤溃疡感染，正气极度虚损，孕妇、性病（梅毒)、饥饿醉酒,休克昏迷及神志不清者禁用拔罐疗法。

六、拔罐的注意事项

1. 明确部位:拔罐前,医者应充分了解和掌握患者的病情,并明确所要诊治的经穴及拔罐部位。力争做到心中有数,临证不乱。

2. 摆好姿势:帮助患者选取好舒适的体位及有益于拔罐的姿势,并尽量使治疗部位平坦放松,以利于拔罐的治疗。临床常见的拔罐体位有如下几种(见图26~33)。

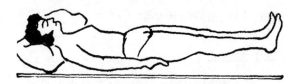

图26 适用于胸腹部及下肢拔罐的体位

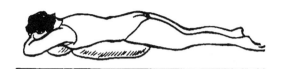

图27　适合腰背臀部及后下肢拔罐的体位

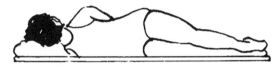

图28　适用于侧身部位拔罐的体位

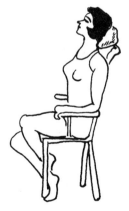

图29　适合于头面及胸部拔罐的体位

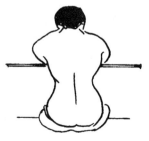

图30　适用于颈肩背部拔罐的体位

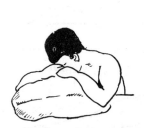
图31 适合于肘部拔罐的体位

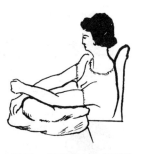
图32 适用于上肢前臂的拔罐体位

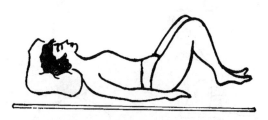
图33 适用于下腹及阴部拔罐的体位

3. 选择罐具：根据治疗需要及治疗部位的不同，选择好相应类型及大小合适的罐具，同时注意检查罐子是否有破损、漏气，罐口是否光滑，以防擦伤皮肤。

4. 严防烫伤：注意罐口的角度、拔罐时的速度及燃烧物的溢出，以免烫伤患者。

5. 小心针罐：运用针罐时，罐子的高度必须超过针具露出体外的高度，以防弯针或将针具下压刺入深处而伤及脏器。

6. 注意保暖：秋冬季节拔罐时，一定要注意治疗部位的保暖，必要时可用毛巾、被单、毛毯或棉被盖于拔罐处，以防受冻着寒而加重病情。

7. 轻取罐具：起罐时的手法要轻巧灵便，不要蛮力拔拉。操作时，先用一手拿握住罐具，另一手拇指按压罐子边的肌肉，使空气进入罐内，罐具即可松脱。

8. 清洁皮肤：走罐或刺血罐的治疗结束后，局部一定要及时清洁干净。通常可用消毒纱布或酒精棉球擦拭。对于治疗部位出现轻度烫伤或小的水泡时，一般无需处理，倘若出现大的水泡时，可用消毒过的针刺破，并用干棉球吸收液体后，涂抹适量龙胆紫（结晶紫）、红药水

（汞溴红）或烫伤药膏（美宝），并禁水洗，以防感染。

9. 禁拔部位：骨骼凸凹不平处、面部、阴部、毛发部位及有大血管经过的浅表地方，一般不适合或禁止拔罐。

10. 观察询问：拔罐时，要随时注意观察和询问患者，对于拔罐出现的不适，如：头晕眼花、胸闷心慌、手脚发凉、出汗畏寒、晕血、晕罐或拔罐处出现不适者，要即刻停止拔罐并对症处理。

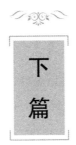

下篇

常见病症的拔罐疗法

一、感　冒

（一）病因

感冒属中医"外感""风温"的范畴,主要由细菌及病毒感染所致。临床多因起居不慎,寒热失调、过度疲劳、受风淋雨或因接近感冒的患者,以致机体卫气不固,外邪入侵而产生本病。

（二）症状

临床主要表现为恶寒、发热、鼻塞、流涕、咳嗽、喷嚏、头痛及周身关节酸痛,脉见浮象等证。实验室检查白细胞总数增多时,常为细菌感染所致；反之白细胞总数正常或减少时,则多由病毒侵袭所致。

（三）治疗

·原则·

以消炎解毒、清热祛风、解表散寒为主。

• 拔罐疗法 •

1. 主治经穴

（1）膀胱经：风门、肺俞。

（2）大肠经：曲池、合谷。

（3）督脉：大椎。

（4）经外：太阳。

2. 腧穴定位（见图34）

（1）风门：第二胸椎棘突下旁开1.5寸处。

（2）肺俞：第三胸椎棘突下旁开1.5寸处。

（3）曲池：屈肘成直角，肘横纹外端。

（4）合谷：虎口处，平第二掌骨中点，第一掌骨与第二掌之间的骨凹陷处。

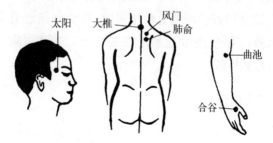

图34 感冒常用拔罐穴位

（5）太阳：眉梢与目外眦之间向后一横指凹陷处。

（6）大椎：第七颈椎棘突下凹陷中。

3. 治疗方法

（1）风寒感冒：轻症者,选风门、太阳、合谷穴,留罐10～20分钟,每日1次,5～10天为一疗程；重症者,先于风门、肺俞、太阳穴上拔温热罐10～20分钟,后于肺俞穴上贴散寒药膏,每日或隔天一次,20～30天为一个疗程。

（2）风热感冒：轻症者,选穴大椎、曲池、合谷。留罐10～20分钟,每日1次,重症者,选穴大椎、曲池。行刺血罐3～5分钟,每日或隔天1次,5～10天为一个疗程。

• **其他疗法** •

（1）中药口服法：感冒症状轻缓者可服用板蓝根冲剂,每次5～10克,每日3～5次,3～5天为一个疗程。风寒感冒者,可用麻黄桂枝汤加减服用,每天1剂,每次250毫升。风热感冒者,可用银翘散,每天1剂,每次250毫升,3~5天为一个疗程。

① 麻黄桂枝汤:麻黄10克,桂枝10克,细辛3克,炙甘草15克,白术10克,赤芍16克,法半夏10克,柴胡10克。

② 银翘散:金银花20克,连翘10克,桔梗10克,薄荷6克,牛蒡子6克,竹叶6克,荆芥6克,豆豉6克,甘草15克。

(2)艾水泡脚法:取艾叶20克,食盐一小匙,放入小木盆内,用开水冲泡,待水温适宜时泡脚,水温下降时,再加开水。根据实际情况,可每天早、中、晚各一次,每次30分钟。本法特别适用于风寒感冒者。

(3)多饮开水法:多饮温开水,对感冒发热有较好的治疗作用。可根据实际情况,每隔10分钟、30分钟或1时左右,适时地饮用热开水。此外,保暖避寒、多晒太阳及保持室内空气流通,对感冒病症的康复,亦有一定的帮助。

(四)注意事项

拔罐疗法主要适用于感冒症状轻微期、感冒恢复期,或在运用了其他医疗方法不见效果时,或作为其他现代医疗方法的辅助治疗。对于感冒症状严重及有明显发热者,则不能只单纯应用拔罐疗法,必要时还必须配合其他医疗方法进行处理。

二、头 痛

(一)病因

头痛是一个常见的症状,很多疾病都可能引起头痛。就一般而言,头痛可分为内伤和外感两大类。前者与肝、肾、脾三脏以及气血盛衰相关,临床多由情志伤脏、瘀血阻络及气血两虚所致;后者多因感受风、寒、湿、热等邪气所致。

(二)症状

头痛可分内伤与外感二种性质:外感头痛者,可见头痛伴风、寒、湿、热的症状。内伤性头痛,则可见于气血虚损、血瘀阻滞、阴虚阳亢或痰浊上扰的症状。头痛这一症状常见于现代医学中的高血压病、偏头痛、颈椎病、神经性头痛、血管源性头痛、贫血、肝病,病毒感染、细菌侵袭以及五官炎症引起的头痛等。

(三)治疗

·原则·

应根据不同情况,对症处理。

·拔罐疗法·

1. 主治经穴

(1)督脉:眉心、大椎。

(2)经外:太阳。

(3)胆经:率谷、肩井。

(4)大肠经:合谷、曲池。

2. 腧穴定位(见图35)

(1)眉心:两眉连线中点。

(2)大椎:第七颈椎棘突下凹陷处。

(3)太阳:眉梢与目外眦之间,向后1寸(约一横指)的凹陷处。

(4)率谷:耳尖直上入发际1.5寸处。

(5)肩井:大椎与肩峰连线的中点。

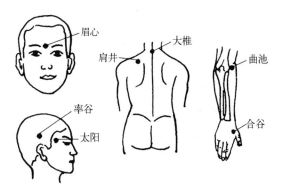

图35 头痛常用拔罐穴位

（6）合谷：虎口处，平第二掌骨中点，第一掌骨与第二掌之间的骨凹陷处。

（7）曲池：屈肘成直角，肘外横纹终点。

3. 治疗方法

（1）偏头痛：选穴率谷、肩井、合谷。留罐10~20分钟，每天1~2次，10~20天为一个疗程。

（2）前额头痛：选穴眉心、大椎、合谷。留罐10~20分钟，每天1次，5~10次为一个疗程。

（3）高血压头痛：选穴曲池、合谷、大椎。留罐10~15分钟，每天1~2次，20~30天为一个疗程。

（4）风寒头痛：选穴肺俞、风门。行拔罐贴药法，每天1次，10~20天为一个疗程。

（5）风热头痛：选穴大椎、曲池。刺血罐3~5分钟，隔日一次，每5~10天为一个疗程。

• **其他疗法** •

（1）颈椎病头痛：行颈椎牵引法，每天1~2次，每次10~30分钟，5~7天或7~15天为一疗程，同时配合抬头后仰（颈椎操）

运动,每天1～2组,每组10～30次。手法按摩,每天1～2次,每次5～15分钟,5～7天或7～15天为一个疗程。

（2）高血压头痛:轻缓者,口服丹参片3～5片或丹参滴丸5～10粒,每天1～2次;中度者,服上述药物的同时,可用30克丹参注射液配10%葡萄糖250～500毫升静滴,每天1次,3～5天或5～7天或7～15天为一个疗程。另外,早晚快走或慢跑10～30分钟,也有一定的改善效果。必要时,可遵医嘱适量服用吲哚型生物碱制剂（利血平）或尼群地平片。严重者,可行头颅CT或磁共振扫描,排除脑梗死、脑出血或颅脑占位病变等疾患。

（3）失眠引起的头痛:可在医师指导下,口服补心安神类中成药或中药汤剂,如天王补心丹、正天丸、安神丸、柏子养心丸、安神补心丸或复方地黄口服液等。

（4）贫血引起的头痛：可服补血类中药、中成药，7～15天或15～30天为一个疗程。常用的药物有：阿胶、阿胶补血颗粒、复方阿胶浆、驴胶补血口服液、当归补血汤、四物汤、归脾汤等。慢性病贫血患者，可服丹参红枣汤、红枣糯米粥或生姜红糖水等食疗方，每天1～2次，每次一小碗，7～15天或15～30天为一个疗程。

（5）神经性头痛：可根据实际情况，选用安神补脑液、龙胆泻肝丸、逍遥丸、华佗再造丸。7～15天为一个疗程。

（6）一般性头痛：服天麻丸、天舒胶囊或正天丸3～5克，每天1～2次。7～15天为一个疗程。也可同时针灸百会、印堂、风池、足三里等经穴来配合治疗。

（四）注意事项

拔罐疗法，主要适用于风寒性头痛及一般

性头痛者。对于不明原因的头痛、严重头痛、心脏病头痛、外伤性头痛、药物性头痛、高热头痛、严重高血压头痛、急性中风性头痛及脑血栓等头痛患者禁用。此外,对于头痛较为严重者,还要注意多休息和吸氧,防止头颈部疲劳,禁止或少看电视、上网、玩手机、读书写字、编织毛衣、做鞋、绣花及打牌等活动。

三、咳 嗽

(一)病因

咳嗽,咳与嗽的合称,是诸多疾患的症状之一,如感冒、哮喘、急慢性支气管炎、肺炎等病症均可引起。而临床最为常见的致病因素是"风寒"。

(二)症状

风寒咳嗽,主要表现为咳嗽频频、痰液清

稀而少、鼻塞流涕、咽喉痒痛、发热头痛、恶寒无汗、全身酸软、舌苔薄白、脉见浮紧；风热咳嗽者，可见口渴多饮、痰黄黏稠、脉数而有汗。

（三）治疗

• **原则** •

风寒者，疏风散寒、宣肺止咳；风热者，清热止咳。

• **拔罐疗法** •

1. 主治经穴

（1）膀胱经：肺俞、膏肓。

（2）督脉：大椎。

（3）胆经：肩井。

（4）任脉：膻中。

（5）肺经：尺泽。

2. 腧穴定位（见图36）

（1）肺俞：第三胸椎棘突下旁开1.5寸处。

（2）膏肓：第四胸椎棘突下旁开3寸处。

（3）大椎：第七颈椎棘突下凹陷中。

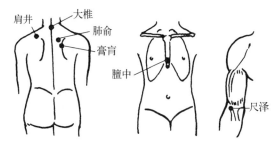

图36 咳嗽常用拔罐穴位

（4）肩井：大椎与肩峰连线的中点。

（5）膻中：两乳头连线的中点。

（6）尺泽：肘横纹中，肱二头肌腱桡侧凹陷处，取穴时微屈肘。

3. 治疗方法

（1）寒咳：轻者选上述穴位拔罐，留罐5～20分钟，每天1次，3～7天为一个疗程。严重者选穴肺俞、膏肓、膻中，拔温热罐10～30分钟，每天1～2次，7～15天为一个疗程。痰多者可于肩井上闪罐或走罐。

（2）热咳：选穴大椎、尺泽。拔刺血罐，隔天一次，每次3～5分钟，3～5次为一个疗程。

·其他疗法·

（1）中药口服法：寒咳者，服杏仁散；热咳者，用桑菊饮。

① 杏仁散：苏叶6克，法半夏10克，茯苓6克，前胡6克，苦桔梗6克，枳壳10克，甘草15克，干姜10克，大枣二枚，陈皮10克，杏仁6克，水煎服，每天1剂。

② 桑菊饮：桑叶5克，菊花10克，杏仁6克，桔梗6克，芦根6克，连翘5克，薄荷2克，甘草10克，水煎服，每天1剂。

（2）推拿按摩法：推背法，先搓热双手掌，然后用手掌心贴于患者脊背部（脊柱上），上下来回地推擦脊柱500下，每天一次，每晚进行，10～30天为一个疗程。也可行捏脊疗法，每天1次，每次5～15分钟，10～30天为一个疗程。本法更适合于儿童咳嗽者。

（3）胸背部热熨法：可用热水袋或热盐袋热熨患者的胸背部，操作时，患者脱去上衣，仰卧或俯卧位于治疗床上，热熨部位垫一条大毛巾，医者用热水袋或热盐袋热熨胸背部各10～30分钟，每天1～2次，7～15天为一个疗程。此法适用于成人风寒咳嗽。

（四）注意事项

拔罐疗法适用于单纯性咳嗽、轻度风寒咳嗽、肾虚咳嗽、无明显器质性病变的咳嗽，或其他疗法久治无效的咳嗽，或作为（配合）其他现代医疗方法的辅助治疗。对于传染病咳嗽、高热咳嗽、意识不清或有其他器质性病变的患者禁用。

四、哮 喘

（一）病因

哮喘，是一种常见的反复发作的慢性气道疾病。引起本病的原因目前尚未完全明了，但一般认为与感受寒湿，饮用发性食物及接触刺激性气体（外因）与机体免疫功能下降（内因）相关联。

（二）症状

此病症多发于秋冬季节，临床主要表现为：呼吸困难、气促喘逆、喉中哮鸣、呼吸延长，甚者可见张口抬肩、唇指发紫、不得平卧。寒哮者，恶寒怕风、无汗苔白；热哮者，面赤痰黄、口渴苔黄、有汗脉数。

（三）治疗

• 原则 •

寒喘者温肺、化痰、平喘；热喘者清肺、化

痰、平喘。

• **拔罐疗法** •

1. 主治经穴

（1）膀胱经：肺俞、膏肓。

（2）肺经：尺泽。

（3）经外：定喘。

（4）胃经：足三里、丰隆。

2. 腧穴定位（见图37）

（1）肺俞：第三胸椎棘突下旁开1.5寸处。

（2）膏肓：第四胸椎棘突下旁开3寸处。

（3）尺泽：肘横纹中，肱二头肌腱桡侧凹

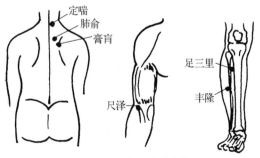

图37 哮喘常用拔罐穴位

陷处。

（4）定喘：大椎穴旁开0.5寸处。

（5）足三里：膝盖下3寸，胫腓两骨之间（小腿外，犊鼻下3寸）。

（6）丰隆：外踝直上8寸，胫骨前缘外1～2横指处（小腿前外侧，外踝尖上八寸）。

3. 治疗方法

（1）寒哮：轻者，上述穴位拔留置罐5～20分钟，每天1次，3～5天为一个疗程。寒哮严重者，选穴定喘、肺俞、足三里、丰隆。点穴罐加温热罐10～30分钟，每天1～3次，10～30天为一个疗程。

（2）热哮：轻者，上述穴位拔留置罐5～20分钟，每天1次，3～5天为一个疗程。病症甚者，选穴定喘、肺俞、丰隆。拔点穴罐5～10分，另加大椎、尺泽，拔刺血罐3～5分钟。

• 其他疗法 •

（1）中药口服法：寒哮者，用小青龙汤；热哮者用定喘汤。

① 小青龙汤：麻黄10克，赤芍6克，细辛3克，干姜10克，炙甘草15克，桂枝10克，五味子6克，法半夏10克，水煎服，每日1剂。

② 定喘汤：白果10克，麻黄6克，款冬花15克，桑白皮15克，法半夏10克，苏子6克，甘草10克，杏仁6克，黄芩20克，水煎服，每日1剂。

（2）背部贴药法：可于肺俞贴敷活血祛风的中草药，每周1~2次，1~3个月为一个疗程。也可用冬病夏治的方法来进行贴药。本法适用于慢性哮喘者。

（四）注意事项

拔罐疗法适用于轻度哮喘、慢性哮喘、风寒哮喘、风热哮喘及无明显器质性病变的哮喘患者。对于病情严重、过敏、复杂及高热哮喘的患者禁用本法。此外,还要注意避寒保暖,防止上呼吸道感染,根除体内感染病灶,加强运动锻炼,以增强机体抗病的能力。

五、高血压病

(一)病因

从发病率看,目前多数医家认为,高血压病的产生与下列因素相关:①有明确的高血压病家族史;②40岁以上;③女性绝经期;④脑力劳动、精神紧张且运动较少者;⑤食盐量过高;⑥肥胖症患者;⑦其他疾病可引起症状性高血压,如肾病等。

(二)症状

缓进型高血压病,早期主要表现为头痛头昏、失眠心悸,舒张压在100毫米汞柱以上,随后可发展为左心室肥厚、衰竭或脑血管意外;急进型高血压病,发病迅速,舒张压持续在130毫米汞柱(17.2千帕)以上,可见眼底出血,视网膜渗出或视盘水肿明显,尿液中可见蛋白、白细胞、管型,心肌劳损明显及血清胆固醇增高。

(三)治疗

• **原则** •

活血通脉、降压祛湿、通便行气。

• **拔罐疗法** •

1. 主治经穴

(1)督脉:大椎穴。

(2)大肠经:曲池穴。

2. 腧穴定位(见图38)

(1)大椎——第七颈椎棘突下凹陷中。

(2)曲池——曲肘成直角,于肘外横纹外端尽头处。

3. 治疗方法

(1)缓进型:轻者选穴大椎、曲池。留置罐10～30分钟,每天1次,1～3个月为一个疗程。

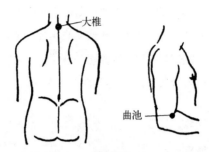

图38 高血压病常用拔罐穴位

重者,选穴曲池。点穴罐,每次10~30分钟,每天1~2次,10~30天为一个疗程。

(2)急进型:选穴大椎、曲池、涌泉。拔刺血罐3~5分钟,1小时内2~5次,直到病症缓解。

· **其他疗法** ·

(1)成药口服法:轻缓者,可长期口服复方丹参片、丹参滴丸或罗布麻片3~5片(粒),每天1~2次。

(2)中药水煎剂:高血压病伴目眩面赤、口苦咽干、舌红脉弦者,可服天麻钩藤饮；高血压病伴心悸气短、腰酸耳鸣、畏寒肢冷、舌暗脉沉者，宜服加减肾气丸。

① 天麻钩藤饮：天麻10克，钩藤30克，生决明30克，栀子6克，黄芩30克，川牛膝10克，杜仲10克，益母草30克，桑寄生10克，夜交藤10克，朱茯神15克。水煎服，每日1剂，5～7天为一疗程。

② 加减肾气丸：枸杞子6克，野菊花15克，石决明20克，丹参30克，柴胡10克，杜仲15克，牛膝10克，薏苡仁15克，钩藤10克，山药15克，桂枝10克，生地10克，丹皮10克。水煎服，每日1剂，7～15天为一个疗程。

（3）缓慢体育疗法：长期做某些缓慢体育运动，对高血压病症状有较好的改善和治疗作用。常见的缓慢体疗法有行走疗法、慢跑疗法及太极拳疗法等。

① 散步：可早晚进行，选择天气晴朗、空气新鲜、安静和谐、环境优美的地方进行。每次行走的时间在30～120分钟左右，每次行走的速度快慢，要根据实际情况掌握好，以身体不累，心胸舒畅为妥。夏天以有汗，汗出为好；冬天以微微出汗为佳。

② 原地慢跑：慢跑前，做5分钟的热身运动。在室内进行时，脱出鞋子，双脚半踮起（可于地面上垫一块毛巾，也可直接于地板上进行），脚尖用力，做原地慢跑运动。根据实际情况，掌握好快慢的速度，每次3～5分钟或15～30分钟。在室外进行时，不必脱鞋，可于空气新鲜的环境里进行。本法每天1～2次，1～2周或2～4周或1～3个月为一个疗程。

（4）泡脚疗法：把适量的盐、酒、醋放入木盆内，用开水冲泡，待水温适宜时，泡洗双脚,每天1~2次。每次15~30分钟。1~2周或2~4周或1~3个月为一个疗程。

(四)注意事项

在没有生命危害的情况下,使用拔罐疗法。对需要长期服药的有家族高血压病史的患者,以稳定病情。同时饮食宜清淡,并适当限制食盐、肥肉、动物内脏、鱼子、鸡蛋及不易消化的高脂食品。此外,多吃新鲜蔬菜水果,禁烟酒,保证足够的睡眠,并进行适当的体育运动,对控制、调节和改善本病症有较好的帮助。

六、冠心病

(一)病因

冠心病,又称冠状动脉粥样硬化性心脏病,是指由于冠状动脉粥样硬化致血管痉挛、狭窄、闭塞，而引起心肌供血不足的一种心脏病。目前认为与年龄衰老、缺少运动、精神紧张、过量吸烟，长期过量饮食高热量、高脂肪、胆固醇、腌制类食品，以及患有高血压病、糖尿病、肾病、痛风等疾患相关。

（二）症状

主要表现为肩背酸痛、心胸闷痛、心悸失眠、多梦易惊、面色无华、口唇青黑、舌苔肥厚。运动时极易出现心绞痛，血压下降。心电图检查可见明显的传导阻滞，室性早搏，心肌劳损及缺血。

（三）治疗

· 原则 ·

以行气通脉、活血化瘀为主。

· 拔罐疗法 ·

1. 主治经穴

（1）经外：乳旁。

（2）膀胱经：厥阴俞、心俞。

(3)心包经:内关。

2. 腧穴定位(见图39)

(1)乳旁——乳头向外旁开0.2寸为乳旁。

(2)厥阴俞——第四胸椎刺突下旁开1.5寸。

(3)心俞——第五胸椎刺突下旁开1.5寸。

(4)内关——腕横纹上2寸,两筋之间。

3. 治疗方法

(1)病症轻缓者:上述穴位留罐5～10分钟,每天1次,10～20天为一疗程。

(2)病症较重者:在上述穴位留罐的同时,还可于乳旁重复拔罐5～10次或10～20次,每

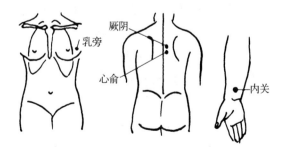

图39 冠心病常用拔罐穴位

天1～2次,10～30天为一疗程。

（3）病症长久者:可先分别于上述四穴上进行点穴治疗各1～3分钟,后再于厥阴俞和心俞行推移罐法10～20分钟,每天1～2次,1～3个月为一个疗程。

•**其他疗法**•

（1）成药口服:轻缓者,芪参益气滴丸,每次2袋,每天2次;丹参滴丸,每次5～10粒,每天1～2次,7～15天为一疗程。

（2）吸氧疗法:每次吸氧5～15分钟,每天1～3次,7～15天为一疗程。

（3）中药汤剂:阵发性心胸刺痛、胸闷气短、唇青舌暗者,服血府逐瘀汤。胸闷心痛、心悸气短、有时夜间憋醒、恶寒肢冷、口干咽燥者,服加减当归补血汤。

① 血府逐瘀汤:当归10克,牛膝10克,红花6克,生地20克,桃仁10克,枳壳10克,赤

芍10克,柴胡10克,甘草6克,川芎5克,桔梗6克。水煎服,每天1剂,7～15天为一个疗程。

② 加减当归补血汤:当归10克,黄芪50克,炙甘草15克,干姜10克,川芎10克,柴胡6克,麦冬10克,黄精10克,白术10克,红花6克,生地30克,杜仲6克,山楂6克,丹参30克,远志10克。水煎服,每天1剂,每2～3周为一个疗程。

(四)注意事项

首先要明确诊断,在排除没有生命危险时,方可使用拔罐疗法。其次,还要合理安排生活并坚持服药:①保证充分的睡眠;②消除患者的恐惧心理;③注意保暖,多饮温开水;④适当限制高脂肪、高蛋白食品,严禁烟酒,并保持大便通畅;⑤病症好转后,可适当锻炼身体;⑥遵医嘱,坚持服药,定期检查。

七、胃 痛

（一）病因

胃痛，中医称胃脘痛，俗称心窝痛。临床常见的病因主要为外感寒邪、暴饮暴食、精神忧怒或细菌感染所致。

（二）症状

本病症可见于现代医学中的胃炎、十二指肠溃疡及胃神经官能症等病症。单纯性胃炎者，多为上腹部疼痛、恶心或呕吐，此症状常在进食24小时内发生，若伴腹泻，则为急性胃肠炎；胃寒痛者，主要表现为腹痛、恶寒或腹泻；感染性胃炎者，多为纳差、上腹部发胀不适，或伴恶心呕吐，当全身感染被控制时，上述症状则迅速好转；慢性胃炎者，可表现为上腹饱胀、疼痛、食欲减退或恶心嗳气；胃溃疡者，可出现上腹疼痛，且腹痛多在饭后半小时至2小时发生。十二指肠溃疡的上腹痛多在空腹及夜间发作,其疼痛均为隐痛、灼痛、钝痛或剧痛。甚者可出现黑便(隐血、潜血)。

(三)治疗

· 原则·

以消炎抗菌、疏肝理气、和胃通便及祛风祛寒为主。

· **拔罐疗法**·

1. 主治经穴

(1)膀胱经:胃俞、肝俞。

(2)任脉:中脘。

(3)胃经:足三里。

2. 腧穴定位(见图40)

(1)胃俞:第十二胸椎棘突下旁开1.5寸处。

(2)肝俞:第九胸椎棘突下旁开1.5寸处。

(3)中脘:脐上4寸。

(4)足三里:外膝眼(犊鼻穴)下3寸。

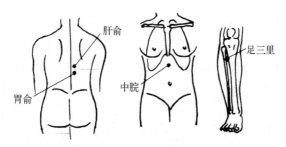

图40 胃痛常见拔罐穴位示意图

3. 治疗方法

（1）胃寒气痛：于上述穴位拔温热罐，留罐10～20分钟，每天1～2次，3～5天为一个疗程。

（2）虚劳胃痛：选穴足三里、中脘。点穴温热罐10～20分钟，每天1～2次，5～7天为一个疗程。

（3）胃热口臭：选穴肝俞、胃俞。先拔刺血罐3～5分钟，然后拔推罐5～7分钟或10～20分钟，每天1次，5～7天为一个疗程。

• 其他疗法 •

（1）成药口服法：轻度慢性胃炎者，卧床休息，大量饮水，适量口服保和丸或香砂养胃丸5~10克,每天1~2次;轻度消化溃疡者(排除发病因素),口服云南白药或三七粉3~6克,每天1~3次。

(2)中药水煎剂:胃痛急暴、恶寒怕冷、小便清长、脉沉弦者,服良附丸。胃痛烧灼、口臭反酸、大便干结、舌红脉数者,服用加减润泽丸。脘腹饱胀、闷痛不舒、饮食乏味、嗳腐吐酸者,服保和丸。

① 良附丸:酒干姜10克,醋香附10克。水煎服,日一剂。3~7天为一疗程。也可把上药焙干为末,用米汤为引冲服。

② 加减润泽丸:麻子仁10克,桃仁6克,生地10克,枳壳10克,红花6克,煨大黄6克,当归6克。水煎服,日一剂。3~5天为一疗程。

③ 保和丸:山楂10克,神曲6克,半夏10克,茯苓10克,陈皮10克,连翘10克,莱菔子10克。水煎服,日一剂。7~14天为一疗程。

(四)注意事项

明确诊断,在排除没有危害生命的迹象后,方可进行拔罐治疗。拔罐疗法主要适用于风寒胃痛、胀气胃痛、消化不良胃痛、单纯性胃痛及轻度慢性胃炎的患者,对于急性胃炎、胃肠炎、感染性胃炎、胃溃疡出血的患者要慎用或禁用。此外,胃痛的患者还要多休息,注意保暖、戒烟酒,禁刺激性及油炸食品,同时注意生活要有规律。

八、腹 胀

(一)病因

腹胀多由饮食失节、寒湿气阻或外伤手术所致。

(二)症状

主要表现为下腹胀满重、疼痛轻,便秘屁

臭、食欲减退，病症时轻时重或时好时坏。本症可见于现代医学中的胃肠炎、消化不良、胃下垂、胃肠神经官能症及腹部手术后遗症等疾患。

（三）治疗

·原则·

以消食通便、行气活络、疏肝和胃为原则。

·拔罐疗法·

1. 主治经穴

（1）膀胱经：大肠俞、肝俞。

（2）任脉：神阙、关元。

（3）胃经：足三里。

2. 腧穴定位（见图41）

（1）大肠俞：第四腰椎棘突下旁开1.5寸处。

（2）肝俞：第九胸椎棘突下旁1.5寸处。

（3）神阙：肚脐正中。

（4）关元：肚脐直下3寸处。

（5）足三里：外膝眼（犊鼻穴）下3寸。

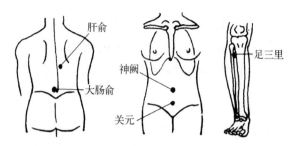

图41 腹胀常用拔罐穴位

3. 治疗方法

(1) 消化不良腹胀：选穴肝俞、大肠俞。推罐5~15分钟，每天1~2次，3~5天或5~7天为一疗程。

(2) 寒气腹胀：选穴足三里、神阙、关元。拔温热罐5~15分钟，每天1~3次，3~5天或5~7天为一个疗程。

(3) 胃肠功能紊乱腹胀：选穴心俞、肝俞、胆俞、大肠俞。拔点穴罐5~15分钟；足三里、关元留罐5~15分钟，每天1次，5~7天或7~14天为一个疗程。

(4) 手术后遗症腹胀：于手术部位上拔点

穴揉罐、推移罐10～30分钟(顺着刀口推罐),每天1～3次,2～3周为一个疗程。

• **其他疗法** •

(1)成药口服法:消化不良者,可选择保和丸、香砂六君丸或木香顺气丸口服,每次5～10克,每天1～2次。同时行手法按揉腹部法,每晚睡前1次,每次5～10分钟,3～5天或5～7天或7～15天为一个疗程(见图42)。

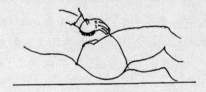

图42 按揉腹部法

(2)中药水煎剂:腹胀饱满甚者,服消痞丸;寒气腹胀者,服黄芪建中汤;手术后遗症腹胀者,可服加减沉香散;脾肾气虚腹胀者,用黄芪补中汤;神经官能症腹胀者,服加减柴胡汤。

① 消痞丸：柴胡10克，黄芩10克，白术10克，炒神曲10克，厚朴16克，茯苓10克，木通3克。水煎服，日一剂，3～5天为一个疗程。

② 黄芪建中汤：桂枝10克，炙甘草10克，生姜10克，芍药15克，大枣12个，黄芪50克，饴糖50毫升。水煎服，日一剂，3～5天为一个疗程。

③ 加减沉香散：当归10克，沉香3克，陈皮6克，木通3克，大腹皮10克，桃仁6克，红花6克，枳壳10克，甘草10克，青皮10克，海藻10克。水煎服，日一剂，5～7包或7～14天为一个疗程。

④ 黄芪补中汤：黄芪10克，甘草6克，苍术10克，白术10克，人参10克，橘皮10克，泽泻6克，猪苓6克，茯苓6克。水煎服，日一剂，7～14天为一个疗程。

⑤ 加减柴胡汤：柴胡15克，远志15克，柏子仁10克，枳壳10克，山楂6克，紫苏叶10克，黄

芪10克。水煎服,日一剂,7~14天为一个疗程。

(3)药膏贴穴法:寒气腹胀:用活血祛风膏、云南白药膏或南星止痛膏贴神阙,每晚睡前贴,每天早上拿掉,每3~5天或5~7天或7~15天为一个疗程。同时用超声波或红外线灯烘烤足三里、神阙和关元各3~5分钟或5~15分钟,每天1~2次。

(4)体疗按摩法:本法适用于手术后腹胀。手术完全愈合后,可每日早晚做上下蹲运动5~20次。患处行拿捏按揉法10~15分钟(见图43),每天1~2次,1~3个月为一个疗程。

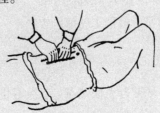

图43 拿捏手术瘢痕法

(四)注意事项

拔罐疗法可用于消化不良腹胀、胃肠功能紊乱腹胀、寒气腹胀、术后肠粘连腹胀的患者,对于不明原因的腹胀、脏腑病变引起的腹胀、妇科疾病引起的腹胀及肿瘤腹胀者慎用或禁用本法。

九、泄 泻

(一)病因

泄泻,是脾、胃及大小肠病变的常见症状。临床多由于饮食不节、细菌感染、外感风寒湿暑热邪、体虚肾亏或情志抑郁所致。

(二)症状

主要表现为大便清稀、完谷不化、泻下如水、腹痛肠鸣、胸脘满闷、神疲倦怠或伴发热恶寒。寒泻者,身冷喜热;热泻者,心烦口渴;伤食泄泻者,大便腐臭,苔厚脉滑;脾肾气虚泄泻者,黎明腹泻、腰酸背痛;神志郁结泄泻者,胸胁胀满、嗳气纳少、舌红脉弦。本病症包括了现代医学中的急慢性肠炎、肠结核、胃肠神经官能症及食物中毒等病症。

(三)治疗

• **原则** •

以清热利湿、解表散寒、消食导滞、健脾益气及疏肝和胃为主。

• **拔罐疗法** •

1. 主治经穴

(1)胃经:足三里、天枢。

(2)膀胱经:脾俞。

(3)任脉:气海。

(4)督脉:命门。

2. 腧穴定位(见图44)

(1)足三里:外膝眼(犊鼻穴)下3寸。

(2)天枢:肚脐旁开2寸。

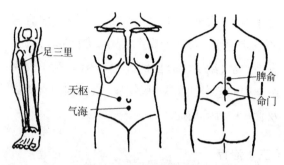

图44 泄泻常用拔罐穴位

(3)脾俞:第十一胸椎棘突下旁开1.5寸。

(4)气海:脐下1.5寸。

(5)命门:第二、三腰椎棘突间。

3. 治疗方法

(1)寒泄:选穴足三里、气海、命门、脾俞。拔温热罐10~20分钟,每天1~3次,5~7天为一疗程。

(2)热泄:脾俞拔刺血罐1~3分钟或3~5分钟,天枢、足三里留罐5~10分钟,每天1~2次,2~3天为一疗程。

(3)伤食泻:选穴气海、天枢。闪罐10~

20次,然后留罐5～10分钟,每天1～2次,2～3天为一疗程。

(4)脾肾气虚泻:选穴足三里、命门、脾俞、气海。拔点穴、温热罐10～20分钟,每天1次,10～20天为一疗程。

(5)情志抑郁泻:选穴气海、肝俞、胆俞、脾俞、气海。拔推移罐15～30分钟,每天1次,5～7天为一疗程。

・其他疗法・

(1)中药疗法:寒泻者,服加减藿香正气散;热泻者,服加减葛根芩连汤;伤食泻者,服加减保和丸;脾肾气虚泻者,服加减益气丸;情志抑郁泻者用加减柴胡汤;痢疾泻者服白头翁汤。

① 加减藿香正气散:藿香10克,生姜10克,厚朴10克,苍术10克,神曲6克,肉桂10克,陈皮6克,甘草6克,苏叶10克。水煎

服,每日1剂,2～3天为一疗程。

②加减葛根芩连汤：葛根15克,黄芩20克,泽泻10克,马齿苋20克,厚朴10克,连翘10克,神曲10克,白芍10克。水煎服,每日1剂,3～5天为一疗程。

③加减保和丸：陈皮10克,半夏10克,莱菔子10克,连翘10克,茯苓10克,焦山楂30克。水煎服,每日1剂,3～5天为一疗程。

④加减益气丸：黄芪20克,五味子10克,神曲6克,陈皮10克,桔梗15克,炙甘草15克。水煎服,每日1剂,5～10天为一疗程。

⑤加减柴胡汤：柴胡10克,郁金10克,木香6克,黄芪30克,远志16克,莱菔子6克,五味子10克,甘草6克。水煎服,每日1剂,5～10天为一疗程。

⑥白头翁汤：黄柏30克,黄连30克,

秦皮30克。水煎服,每日1剂,3～5天为一疗程。

（2）艾灸疗法:本法每天1～3次,每次5～15分钟或15～30分钟。根据病情,可5～7天或7～15天或15～30天为一疗程。操作时,患者裸露下腹及臀部,呈膝胸位(展露出肛部)于治疗床上,医者用点燃的艾条,做画圈及上下来回运动状,灸会阴穴及尾椎骨的表皮,以不烫伤皮肤,且皮肤有明显的热感、发红、充血为最佳。

（四）注意事项

明确诊断,在排除没有危险的生命体征后,方可适用本法。拔罐疗法主要适用于寒湿泻、伤食泻、脾肾气虚泻及情志抑郁泻者,对于有高热、中毒、感染及神志不清的泄泻患者,要禁用或慎用拔罐疗法。

十、便 秘

（一）病因

多因缺少运动、缺少饮水、缺食蔬菜、气虚体弱、妊娠、腹水、肠道肛门疾病或药物中毒所致。

（二）症状

排便困难、大便干结呈羊粪状且常伴有食欲减退等症候。实热便秘者，多便结口臭；气虚便秘者，可见头痛神疲；习惯性便秘者，多有牙龈肿痛、口腔溃疡或伴有肛裂痔疮。

（三）治疗

· 原则 ·

以清热软坚、润肠下气、消食通便为主。

· 拔罐疗法 ·

1. 主治经穴

（1）任脉：神阙。

(2)督脉:大椎、大肠俞。

(3)胃经:天枢。

(4)三焦经:支沟。

2. 腧穴定位(见图45)

(1)神阙:肚脐正中。

(2)大椎:第七颈椎棘突下凹陷中。

(3)大肠:第四腰椎棘突下旁开1.5寸。

(4)天枢:肚脐旁开2寸。

(5)支沟:外关穴直上1寸,于尺桡骨之间。

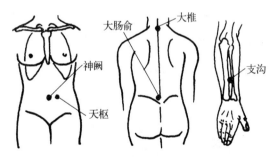

图45 便秘常用拔罐穴位

3. 治疗方法

(1)实热便秘:大椎拔刺血罐1～3分钟,

继于大肠俞、天枢留罐5～10分钟,每天1～2次,2～3天或3～5天为一疗程。

(2)气虚便秘:选穴神阙、足三里、支沟。留罐5～10分钟,继用手法按揉腰眼及腹周5～10分钟,(见图46),每天1～2次,5～7天或7～14天为一疗程。

(3)习惯便秘:大肠俞至尾骨处拔推移罐2～3分钟,接着于天枢反复拔罐10～20次,然后留罐5～10分钟,每天1次,15～30天为一疗程。

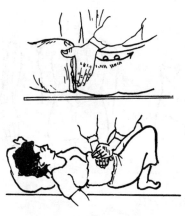

图46 按揉腰肌腹部法

·其他疗法·

（1）灌肠疗法：可自行用1~3毫升的开塞露注入肛门内，使之排便。也可由护士帮助用肥皂水保留灌肠。每天1次，于排便前10分钟进行。3~5天为一疗程。

（2）运动疗法：可每天进行扭腰及上下蹲运动1~2次，每次3~10分钟，10~30天为一疗程。

（3）食物疗法：便秘者，宜多食富含纤维素的食品、含有机酸的食品及能产气的食品，如：香蕉、红薯、藕、火龙果、柿子、猕猴桃、番石榴等。可根据病症及口味喜好来选用。

（4）中药疗法：实热便秘者，服用加减麻仁丸；气虚便秘者，用加减补脾汤；习惯性便秘者，用麻仁丸。

---

① 加减麻仁丸：金银花30克，柴胡10

克,大黄6克,枳壳10克,麻子仁10克,厚朴10克,车前子10克,生地15克。水煎服,每日1剂,2～3天为一疗程。

②加减补脾汤:党参10克,白术10克,大黄3克,泽泻10克,陈皮10克,厚朴10克,甘草6克,木通6克,番泻叶6克。水煎服,每日1剂,5～10天为一疗程。

③麻仁丸(汤):丸剂:市面有售。每服3～6克,10～20天为一疗程。汤剂:麻仁10克,大黄3克,木香6克,山药10克,生地10克,槟榔6克,防风10克,秦艽10克,肉桂10克,车前子10克,菟丝子6克,枳壳6克。水煎服,每日1剂,5～10天为一疗程。

(四)注意事项

拔罐疗法主要适用于无明显脏腑病变的单纯性便秘者。对于长期或习惯性便秘者,可配合运动、饮食、按摩等其他疗法来进行治疗。必要时,可在医师指导下,采用灌肠或口服通便药物来进行对症处理。

十一、中　暑

(一)病因

本病症又叫暑热症,民间俗称"发痧"。多因夏令时节在烈日下暴晒(如劳动、行军、训练)或于高温、高湿度的环境中长时间作业(如冶炼、烧窑、锅炉工等),加上身体机能虚弱及缺乏必要的防暑措施而发病。

(二)症状

中暑先兆:主要表现为全身疲乏、四肢无力、头昏眼花、心悸胸闷、口渴出汗及恶心欲吐等症候。

轻度中暑:在有上述症状的同时,常伴

有面色潮红、皮肤灼热、体温升高(一般为37.5℃～38.5℃)。

重度中暑:昏倒、面色苍白、神志不清或恍惚、皮肤湿冷或干燥、血压下降、脉象细数而弱,体温可高达39.5℃以上,甚者出现抽搐现象。

(三) 治疗

· 原则·

清热疏风、通经解郁、宽胸理气、补充糖钠、防治休克。

· 拔罐疗法·

1. 主治经穴

(1) 督脉:大椎穴、督脉背上段经脉。

(2) 任脉:任脉胸上段经脉、气海穴、关元穴。

(3) 太阳经:太阳背上段经脉。

(4) 心包经:曲泽穴。

(5) 阴跷:阴跷胸上段经脉。

2. 腧穴定位(见图47)

(1) 大椎:第七颈椎棘突下凹陷中。

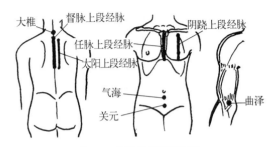

图47 中暑常用拔罐穴位

（2）督脉背上段经脉：第七颈椎至第十胸椎处。

（3）任脉胸上段经脉：天突穴至胸骨剑突处。

（4）气海：肚脐直下1.5寸处。

（5）关元：肚脐直下3寸处。

（6）太阳背上段经脉：大杼至肝俞处（第一至第九胸椎棘突下旁开1.5寸处）。

（7）曲泽：肘横纹中，当肱二头肌腱近尺侧缘。

（8）阴跷胸上段经脉：库房直下第五肋处（距前正中线4寸，第一胸肋至第五胸肋间）。

3. 治疗方法

（1）中暑先兆：大椎闪罐20～30次，留罐

5～10分钟,然后于膻中、气海、关元、曲泽留罐10～20分钟。

(2)中度中暑:先于任脉胸上段经穴、阴跷胸上段经脉及曲泽穴上拔推罐20～50次,至皮肤潮红为度。继于督脉上段和太阳背上段经穴推罐至皮肤潮红为度。

(3)重度中暑:先针刺人中、合谷、曲池、涌泉,使患者醒之,继用抹法推拿胸背5～10次(见图48～49),并用拿捏法分别拿捏、提弹患者的颈肩肌筋、肩井、前后腋下肌筋、腰筋及股内大筋各3～5次(见图50～53)。接着按中度中暑拔罐法进行拔罐。

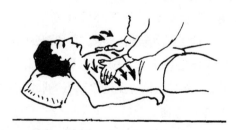

图48 抹法推拿开胸法

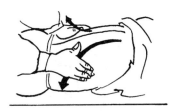

图49 抹法推拿开背法

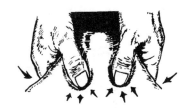

图50 拿捏(提弹)颈肩部肌筋穴位法

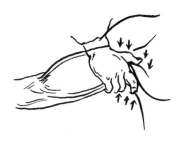

图51 拿捏(提弹)腋下肌筋法

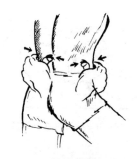

图52 拿捏提弹腰肌大筋法

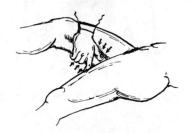

图53 拿捏提弹股内大筋法

· **其他疗法** ·

（1）先兆及中度中暑：首先将患者搬离高温现场，并移至阴凉通风处平卧，松解衣扣和裤带，给清凉饮料、淡盐水、绿豆汤或凉开水，同时服用人丹、十滴水或藿香正气水。体温升高者，可用凉水毛巾敷头擦身。

（2）重症中暑：需紧急抢救，其原则是迅速促醒、降温、升压，纠正水、电解质紊乱，防治休克及脑水肿：

① 促醒：对已失去知觉的患者，可指掐或针刺人中、合谷、涌泉等穴，使其苏醒。呼吸停止者，要立即进行人工呼吸。

② 降温法：可采用扇风、凉水（酒精）擦浴或于头部、腋下及股内侧放置冰袋，同时用力按摩患者四肢，以防周围循环停滞。

③ 升压法：适度针刺人中穴，并随时观察血压。血压明显下降者，可肌注0.25～1毫升肾上腺素。

④ 纠正水电解质法：及时饮用糖盐水，日进量常在1 000～3 000毫升。有条件者，可通过静脉滴注来补充水和电解质。

(四)注意事项

对于呼吸异常、昏迷不醒、高烧不退或出现痉挛、抽搐等严重症状的患者,在进行上述积极处理的同时,应及时将其转送医院急诊科或ICU进行抢救。

拔罐疗法主要适用于轻度中暑,对于病症严重、诊断不明及神志不清的患者要禁用或慎用本法。

十二、风湿性关节炎

(一)病因

中医认为,本病的产生主要是由于机体虚弱及风寒湿邪的侵袭所为。现代医学则认为本病与甲组溶血性链球菌感染相关。

(二)症状

急性风湿性关节炎:发病前的1～3周内常

有上呼吸道感染史。本病症多起病急,关节红肿热痛明显,疼痛部位也常游走不定,局部触之痛甚,肢体伸屈不利,身体发热多汗,畏风口渴,疲乏纳差,皮肤偶见环形红斑,舌红苔黄,脉数或弦。此多见于热性关节炎。

慢性风湿性关节炎:发病缓慢,关节或肌肉酸痛,阴雨变天及劳累后加重,且易反复发作,症状时轻时重,疼痛多呈游走性或局部固定剧痛,喜热恶寒,舌苔多白或腻,脉弦或沉紧。此多见于寒湿性关节炎。

(三)治疗

· 原则·

寒者,温经散寒、祛风除湿;热者,清热祛风、通络化湿。

· 拔罐疗法·

1. 主治经穴

(1)督脉:大椎、至阳、腰阳关。

(2)膀胱经:风门、肺俞、厥阴俞、肾俞、委中。

（3）局部：阿是穴。

（4）胃经：足三里。

（5）大肠经：合谷、手三里。

（6）胆经：风市、悬钟。

2. 腧穴定位（见图54）

（1）大椎：第七颈椎棘突下凹陷中。

（2）至阳：第七胸椎棘突下凹陷中。

（3）腰阳关：第四至第五腰椎棘突之间。

（4）风门：第二胸椎棘突下旁开1.5寸。

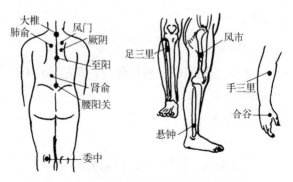

图54　急慢性风湿关节炎常用的拔罐穴位

（5）肺俞：第三胸椎棘突下旁开1.5寸。

（6）厥阴俞：第四胸椎棘突下旁开1.5寸。

（7）肾俞：第二腰椎棘突下旁开1.5寸。

（8）委中：腘窝横纹中点。

（9）足三里：外膝眼（犊鼻穴）下3寸。

（10）合谷：手背第1、2掌骨间，第二掌骨桡侧的中点处（第一骨间背肌隆起处稍偏食指侧）。

（11）手三里：曲池穴下2寸。

（12）风市：大腿外侧部的中线上。直立时两手自然下垂于体侧，中指尖所到处即是。

（13）悬钟：外踝骨高点直上3寸，腓骨前缘处。

3. 治疗方法

（1）急性风湿性关节炎：选穴大椎穴、阿是穴。拔刺血罐1~3分钟或3~5分钟，然后用清热消炎止痛膏或鱼石脂软膏敷于上述穴位上。接着于风门至厥阴俞推罐1~3分钟或3~5分钟，每日或隔天1次，3~5天或5~7天为一疗程。

（2）慢性风湿性关节炎：选穴大椎至腰阳关。推罐配合温热罐1～3分钟，继于风门、肺俞和肾俞拔热罐10～20分钟，然后根据具体疼痛部位来选择穴位进行拔罐。

① 头及上肢：选穴大椎、太阳、手三里、合谷、阿是穴。

② 胸背部位：选穴膻中、至阳、太阳经穴、阿是穴。

③ 腰及下肢：选穴肾俞、腰阳关、委中、风市、足三里、悬钟、阿是穴。每次拔罐时间20～30分钟，每日或隔天1次，10～30天为一疗程。

· **其他疗法** ·

（1）中药汤剂：热性关节炎，口服加减宣痹汤；寒性关节炎服加减独活寄生汤。

① 加减宣痹汤：汉防己30克，杏仁10克，生石膏30克，生地30克，秦艽30克，柴

胡10克,忍冬藤10克,薏苡仁15克,蕲蛇10克,黄芩30克。水煎服,每日1剂,5~7天或7~14天为一疗程。

② 加减独活寄生汤:独活30克,寄生10克,秦艽30克,土鳖10克,鸡血藤20克,薏苡仁15克,桂枝10克,当归10克,黄芪50克,麻黄10克,车前子20克,白茅根20克,丹参30克。水煎服,每日1剂,2~3周为一疗程。

(2)中药外敷:热性关节炎,局部红肿热痛明显者,可用消炎止痛药膏或鱼石脂软膏外敷,并用绷带包扎。每天一次,7~15天为一疗程,或至红肿热痛症状缓解消退。寒性关节炎,且无明显红肿的患者,可用红花油、正骨水、活络油或跌打接骨水外擦,每天1~2次,每次5~15分钟。有条件的患者,还可选用青鹏软膏或依托芬软膏涂擦患部,并用红外线、微波、超声波、音频或其他取暖仪器设备，进行烘烤照射，每天1～2次，每次15～30分钟。局部烘烤理疗后，可改用云南白药膏、南星止痛药膏、骨痛灵酊或狗皮药膏外贴。

（四）注意事项

拔罐疗法主要适用于慢性风湿性关节炎患者，对于急性风湿热伴有明显发热（体温在39℃以上），且局部红肿热痛严重的患者，要慎用或禁用。

十三、风寒劳损脊背痛

（一）病因

本病症多由于长期低头伏案工作、学习、娱乐（如打字、写作、看书、看电视、玩游戏、看手机及做手工艺等），或因外伤或因感受寒湿所致。

(二)症状

本病症类似于现代医学中的脊背肌膜炎或颈背部筋膜纤维组织炎,其症状主要表现为:第二胸椎至第十胸椎及上背部肌筋韧带酸胀、疲劳、疼痛,且劳累阴雨天时加重,休息后症状缓解。甚者常伴有胸闷心烦、神倦乏力及头颈不适等表现。严重者,可能会出现类似于颈椎间盘突出的症状:如头晕胸闷、恶心呕吐、上肢无力、颈肩背痛、头及颈部功能受限等现象。

(三)治疗

- **原则**

消炎止痛、活血祛风、整复理筋、恢复功能。

- **拔罐疗法**

1. 主治经穴

(1)督脉:大椎、身柱、神道、至阳。

(2)膀胱经:风门、肺俞、厥阴俞、肾俞。

（3）胆经：肩井穴。

（4）胃经：足三里。

2. 腧穴定位（见图55）

（1）大椎：第七颈椎棘突下凹陷中。

（2）身柱：第三胸椎棘突下凹陷中。

（3）神道：第五胸椎棘突下凹陷中。

（4）至阳：第七胸椎棘突下凹陷中。

（5）风门：第二胸椎棘突下旁开1.5寸处。

（6）肺俞：第三胸椎棘突下旁开1.5寸处。

（7）厥阴俞：第四胸椎棘突下旁开1.5寸处。

（8）肾俞：第二腰椎棘突下旁开1.5寸处。

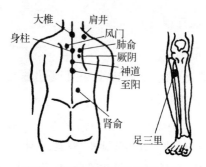

图55　脊背风湿痛常用拔罐穴位

（9）肩井：大椎与肩峰连线的中点。

（10）足三里：外膝眼下，胫骨外侧（犊鼻穴）下3寸。

3. 治疗方法

（1）风寒脊背痛：选穴身柱、神道、风门、厥阴俞。拔温热罐10～20分钟，继用活血祛风药膏贴敷于身柱、神道和风门。接着于足三里拔温热罐10～20分钟，此法每天1次或隔日1次，10～20天为一疗程。

（2）疲劳脊背痛：选穴肩井、肺俞、膏肓、身柱、神道、至阳。拔点穴温热罐10～30分钟，接着用拿捏揉按法，分别拿捏、揉按肩井脊背肌筋疲劳处10～20分钟（见图56～57）。本法每天1～2次，3～5天为一疗程。

（3）风湿脊背痛：急性期于大椎、阿是穴上拔刺血罐3～5分钟，然

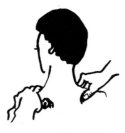

图56 拿捏肩井穴

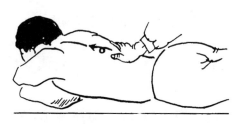

图57 揉按脊背法

后于肺俞、肝俞、至阳、身柱及神道留罐10~20分钟,每天1次,5~7天为一疗程。慢性期于大椎、身柱、至阳、风门、肺俞拔温热罐10~20分钟,然后于患处拔刮痧罐3~5分钟(前者温热罐可每日1~2次,后者刮痧罐则隔天一次),10~20天为一疗程。

(4)陈伤脊背痛:先于大椎、阿是穴拔温针罐10~20分钟,继于督脉和膀胱上胸段经脉处拔点穴罐5~10分钟,最后于大椎及伤痛处贴敷活血祛风止痛药膏,常见的膏药有伤湿止痛膏、南星止痛膏、骨痛灵酊贴膏、活血祛风膏、云南白药膏、续筋壮骨膏及狗皮膏等。此法隔日一次,10~20天为一疗程。

·其他疗法·

(1)成药内服法:风寒脊背痛者,可口服正风丸、正风灵、独活寄生丸5～10克,或虎力散1～2粒,每天1～2次,10～20天为一疗程;风寒陈伤脊背痛者,可选用正风丸5～10克,独一味3～4粒,正风酒15～30毫升,每天1～2次,饭后饮服,15～30天为一疗程。

(2)中药熏蒸法:有条件者,可在医师指导下,用中药熏蒸法进行治疗(见图58),

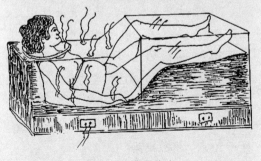

图58 脊背熏蒸法

每次20～40分钟,每天或隔日一次,3～5次或5～10次为一疗程。

① 急性脊背痛熏蒸药方:金银花50克,丹皮50克,生石膏50克,汉防己100克,桂枝100克,麻黄50克,连翘50克,白芷50克,菊花50克,川牛膝100克,狗脊50克,忍冬藤100克,杜仲50克,红花30克,桃仁50克,艾叶300克,薏苡仁50克,柴胡50克,乌药50克,陈皮30克,甘草10克,秦艽50克,黄芩50克。水煎熏蒸。

② 慢性脊背痛熏蒸药方:当归50克,黄芪100克,鸡血藤200克,陈艾叶500克,雷公藤50克,狗脊50克,杜仲100克,防风100克,蜈蚣10条,红花30克,桑寄生100克,威灵仙100克,独活100克,甘草30克,陈菖蒲100克,薏苡仁50克,肉桂50克,陈皮50克,厚朴50克。水煎熏蒸。

（3）疲劳性脊背酸痛：常用的治疗方法有牵引、按摩、理疗及温泉浴。

① 牵引法：临床最为常用的是坐位牵引法（见图59）。根据病情的不同，牵引重量可以选择在2.5～5千克，每次牵引时间约为10～30分钟，每天1～2次或隔日一次，3～5天或5～7天或7～14天为一疗程。

② 按摩法：主要手法有搓擦脊背法、叩击脊背法和点揉脊背韧带法三种，每种手

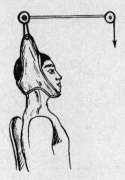

图59　坐位颈椎牵引法

法治疗时间为1～3分钟或3～5分钟(见图60～62)。按摩手法的治疗可在牵引法完成之后进行。

③ 温泉理疗法:温泉浴具有活血祛风、温经散寒、消除疲劳及安神镇静之功效,

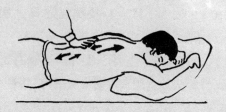

图60 全掌上下搓擦脊背法

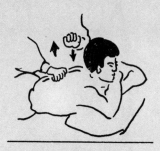

图61 空掌叩击脊背法

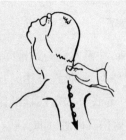

图62 拇指上下点揉脊椎法

根据患者病情的不同及治疗的需要,可每日1~2次,或隔天1次,或每周1次进行温泉浴的治疗,温泉浴每次治疗时间在30~60分钟为妥,通常情况下,7~15天或2~4周为一疗程。

局部理疗可选择神灯、超短波、超声波、红外线、音频、微波或中药导入法进行治疗,根据病情的治疗需要,每次理疗时间在15~45分钟为妥,每天1~2次或隔天1次,7~14天为一疗程。本法可以在温泉浴之后进行。

(四)注意事项

明确诊断,注意本病与颈椎间盘突出症、落枕、强直性脊柱炎、结核性脊柱炎、心肺疾患、背肌拉伤及脊柱筋骨外损等病症的区别。拔针罐时,要小心不要伤及内脏,同时注意保暖。

十四、神经性皮炎

(一)病因

就目前而言,现代医学对此病症的病因尚不能完全明了,中国传统医学认为此症主要是由于风热瘀血之邪阻滞,或肝气郁结不畅(皮肤神经功能失调)以致肌肤失去营卫濡养所致。

(二)症状

主要表现为局部皮肤剧烈瘙痒并呈苔藓样变,形态呈圆形或多角形,可融合成片。患者常伴有自主神经功能紊乱的一系列症状。局部发病者，只在一处发生，其好发部位多见于项部、眼睑、肘窝、骶部、阴囊或阴唇等处。广泛发病者，可见于全身多处，如头部、四肢部、胸部及腰背等部位。

（三）治疗

· **原则** ·

以清热除湿、疏肝理气、条达情志、活血化瘀为主。

· **拔罐疗法** ·

1. 主治经穴

（1）大肠经：曲池。

（2）胃经：足三里。

（3）局部：阿是穴。

（4）督脉：大椎。

（5）膀胱经：肺俞、肝俞。

2. 腧穴定位（见图63）

（1）曲池：屈肘，肘横纹外端凹陷中。

（2）足三里：外膝眼下（犊鼻下）3寸。

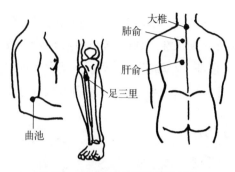

图63 神经性皮炎常用拔罐穴位

(3)阿是穴:局部瘙痒处。

(4)大椎:第七颈椎棘突下凹陷中。

(5)肺俞:第三胸椎棘突下旁开1.5寸。

(6)肝俞:第九胸椎棘突下旁开1.5寸。

3. 治疗方法

(1)局部性皮炎:选穴大椎、肺俞、肝俞。留罐10~20分钟,然后于局部阿是穴上拔刮痧或刺血罐10~15分钟,拔刺血罐时,要先用梅花针于患处由外向内向里逐圈叩打至局部发红出血时,再留罐。此法每天或隔日一次,病症严重者可一日2次,3~5天或5~7天为一疗程。

（2）广泛性皮炎：选穴大椎、曲池。用三棱针点刺1～3个血眼，然后拔留罐3～5分钟或5～10分钟，同时足三里拔针刺罐，接着于肺俞至肝俞经穴上推罐至皮肤潮红为度。然后分别于患处拔刮痧罐3～5分钟，每天1次或隔日1次，2～3周为一疗程。

·其他疗法·

（1）中药内服法：皮肤瘙痒伴舌尖赤红者，服加减消风散；皮肤瘙痒伴舌肥苔白者，服加减薏仁汤。

① 加减消风散：荆芥20克，防风15克，苦参30克，蝉蜕10克，牛蒡子10克，秦艽20克，生石膏30克，远志20克，地骨皮10克，丹参30克，柴胡10克，黄连10克，甘草10克。水煎服，每日1剂，5～10天为一疗程。

② 加减薏仁汤：薏仁15克，苍术10克，厚朴6克，柴胡10克，丹参30克，地肤子10

克,龙胆草10克,冰片3克,金银花20克,姜皮10克,桂枝15克,防风10克,钩藤10克,红花6克,党参10克,蝉蜕10克,黄芪50克。水煎服,每日1剂,5~10天为一疗程。

(2)中药外用法:病症局限者,可擦乌蛇祛风酒;患处广泛者,可用复方蛇床子汤熏蒸。

① 乌蛇酒:乌蛇、防风、冰片、白蒺藜、蝉蜕、钩藤、黄芪、红花、姜皮、细辛、槟榔、雷公藤各10克。用5斤50度米制白酒浸泡30天以上,外擦患处,每天3~5次。

② 复方蛇床子熏蒸汤:蛇床子300克,苦参300克,防风300克,白鲜皮500克,明矾200克,蕲蛇100克。水煎熏蒸局部或全身,每次20~50分钟,每天或隔日或每周一次,5~7次或7~15次为一疗程。

（四）注意事项

明确诊断，在排除没有其他病症后，方可进行拔罐疗法。对全身症状严重，并伴有发热的神经性皮炎者，要慎用或禁用本法。治疗期间，要严控饮食，禁饮酒、饮茶、吃辛辣刺激性食物，避免抓搔、热水烫洗患处，并要做好个人卫生工作。此外，在拔刺血罐时，还要特别注意把握好出血的量，因为出血量大会伤阴，少了则治疗效果差，所以要适中适量。

十五、湿 疹

（一）病因

湿疹，属中医"浸淫疮"的范畴，主要由饮食不节、过食腥辛食品或与外感风湿邪气而合，以致营卫不调所致。现代医学则认为，本病是一种很常见的机体对多种物质敏感性增强而引起的皮肤炎症。

（二）症状

急性湿疹者：发病迅速而快，皮肤瘙痒并呈对称性，患部形态多样，初为红斑或丘疹，形式不一，继可出现水疱、糜烂、渗液、结痂，甚者可继发感染而形成脓疱，附近淋巴肿大。

慢性湿疹者：多由急性演变而来，一般损害边缘较清楚，皮肤瘙痒症状时轻时重，局部呈浸润增厚，病程慢性延续。本病发作的特点是受热后加剧，饮酒、食葱蒜及鱼虾腥物后易诱发或加重。

（三）治疗

· 原则 ·

以除去可疑病因、健脾祛风、清热利湿、养血安神为主。

· 拔罐疗法 ·

1. 主要经穴

（1）经外：定喘。

(2)督脉:大椎。

(3)膀胱经:肺俞、胆俞、脾俞。

(4)脾经:血海。

(5)局部:阿是穴。

(6)大肠经:曲池。

2. 腧穴定位(见图64)

(1)定喘:大椎旁开0.5寸处。

(2)大椎:第七颈椎棘突下凹陷中。

(3)肺俞:第三胸椎棘突下旁开1.5寸处。

(4)胆俞:第十胸椎棘突下,旁开1.5寸处。

(5)脾俞:第十一胸椎棘突下,旁开1.5寸处。

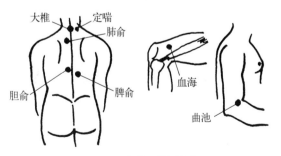

图64 湿疹常用拔罐穴位

(6)血海:髌骨内缘上方2寸(股前区,髌底内侧端上2寸,股内侧肌隆起处)。

(7)阿是穴:局部瘙痒处。

(8)曲池:屈肘,肘横纹外端凹陷中。

3. 治疗方法

(1)急性湿疹:选穴大椎、曲池。拔刺血罐1～3分钟或3～5分钟或5～7分钟,然后于脾俞、肺俞及胆俞留罐10～20分钟,每天1～3次,3～5天为一疗程。

(2)慢性湿疹:分别于各患部拔梅花针刺血罐5～15分钟,继于定喘、血海、脾俞和胆俞上推罐或针刺罐5～15分钟,此法隔日一次,10～20天为一疗程。

• 其他疗法 •

(1)中药水煎剂:皮肤瘙痒伴身热口干、大便秘结、舌红苔黄者,服加减龙胆泻肝汤。皮痒伴尿清便溏、舌胖苔白者,服加减当归补血汤。

① 加减龙胆泻肝汤：龙胆草10克，车前子10克，生地黄10克，黄连10克，金银花20克，姜皮6克，甘草3克，苦参10克，蝉蜕10克，柴胡6克。水煎服，每日1剂，5～7天为一疗程。

② 加减当归补血汤：当归10克，黄芪50克，苍术15克，薏仁15克，柴胡6克，木通3克，丹参30克，蝉蜕10克，泽泻6克，陈皮6克，防风10克，地肤子10克。水煎服，每日1剂，5～10天为一疗程。

（2）中药外洗法：根据病症情况，可每天1～2次，或隔日1～2次，或每周1～2次。每次外洗时间在5～15或15～30分钟。四肢小面积的湿疹者，可选用木盆、木桶或脸盆作为外洗的工具；胸背、腹部及阴部大面积湿疹者，可选用大木桶或浴缸进行外洗。

常用的外洗方有如下2种。

① 冬瓜皮汤：冬瓜皮50～100克，用清水煎煮开，加少许食盐，倒入木盆或浴缸中，待水温适宜时（以温凉或微热为好），用毛巾浸渍药液反复擦洗患部。

② 马齿苋水：马齿苋50～100克，车前草25～50克，用清水煎煮开后，倒入木盆或浴缸中，待水温适宜时（以温凉或微热为好），用毛巾浸渍药液反复擦洗患部。

（四）注意事项

明确诊断，在确认没有危害生命的迹象时，方可进行拔罐疗法。对于全身症状严重，并伴有发热的皮炎、湿疹者，要慎用或禁用本法。治疗期间，要严控饮食，减少其他物质的刺激，并避免抓搔及热水烫洗患处。此外，在行刺血罐时，要特别注意把握好出血的量，因为出血量大会伤阴，少了则治疗效果差，所以要适中适量。

十六、疖　肿

（一）病因

可因各种热毒、湿邪侵袭，或过食辛辣及有毒食品所致。主要的致病菌，为金黄色葡萄球菌。

（二）症状

有头疖肿者称石疖，无头疖肿者谓软疖。本病症常发于夏季，以青壮年、儿童及产后妇女多见。主要特征为：皮肤浅表处出现突起的急性化脓性红色结节，患处灼热、疼痛、肿势局限，患部范围多在2～5厘米。结节成熟后按之有波动感，破溃脓出后即愈。本病症好发于头面、肩颈及背部，可单发亦可多个并发。天气变冷或气温下降时，则自然减轻或消失。

(三)治疗

•**原则**•

清热解毒、消炎利湿、凉血化瘀、祛风解郁、清洁局部。

•**拔罐疗法**•

1. 主治经穴

(1)病灶:疖肿处。

(2)督脉:大椎。

(3)膀胱:委中。

2. 腧穴定位(见图65)

(1)大椎:第七颈椎棘突下凹陷中。

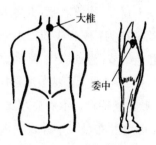

图65 疖肿常用拔罐穴位

（2）委中：腘窝横纹的中点。

3. 治疗方法

（1）有头疖肿：先于患处常规消毒，挑破有头疖结后，闪罐10～20次或留罐10～20分钟后，清洁患处。接着于大椎行梅花针刺血罐法1～3分钟或3～5分钟左右，此法每1～3天一次，1～3次为一疗程。

（2）无头疖肿：先于患处常规消毒，继用三棱针点刺患处至血出，留罐5～15分钟，起罐后常规消毒，敷鱼石脂软膏。本法隔日一次，一般1～3次可愈。

· **其他疗法** ·

（1）中药内服法：常用的中药汤剂有，加减五味消毒饮和加减龙胆泻肝汤。

① 加减五味消毒饮：金银花30克，防风15克，柴胡10克，紫花地丁20克，姜皮3克，蒲公英30克。水煎加酒服，每日1剂，

5～7天为一疗程。

② 加减龙胆泻肝汤：龙胆草15克，紫花地丁20克，柴胡15克，生地20克，泽泻10克，黄芩30克，车前子20克，木通3克。水煎服，每日1剂，3～5天为一疗程。

（2）中药外用法：常用的外洗中药方，有马齿苋水和黄连药膏。

① 马齿苋水：马齿苋50～100克，用清水煎煮开，待水温适宜时，用毛巾浸渍外洗患处。

② 黄连药膏：黄连10克，姜皮3克，生地10克。研细末和凡士林搅匀外敷。

（四）注意事项

拔罐疗法主要适用于轻度皮疹、疖肿及神经性皮炎等疾病，对于全身症状严重，并伴有明显发热的患者,则要慎用或禁用。此外,在拔罐治疗期间,要嘱患者禁服酒类、饮料、肉类、鱼类、海鲜、鸡蛋、牛奶、油炸及葱蒜姜等辛辣发性食物,患处禁水、禁风,同时注意做好个人卫生工作,特别是局部的清洁卫生。

十七、丹 毒

(一)病因

丹毒,又名流火、游丹。多由风热湿毒侵袭或外伤感染所致。

(二)症状

发病突然,初起患部鲜红一片,边缘清楚,局部坚硬灼热,痒痛间作,继迅速蔓延扩大。本病常伴发热恶寒、头痛、口渴等全身症状。甚者可出现壮热烦躁、神昏谵语、恶心呕吐等毒邪攻心之证。

（三）治疗

·原则·

消炎解毒、清洁局部、祛风解郁、清热利湿、凉血化瘀。

·拔罐疗法·

1. 主治经穴

（1）病灶：丹毒处。

（2）督脉：大椎、灵台。

（3）膀胱经：委中。

2. 腧穴定位（见图66）

（1）大椎：第七颈椎棘突下凹陷中。

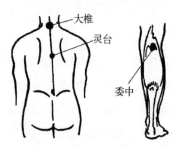

图66 丹毒常用拔罐穴位

（2）灵台：第六胸椎棘突下凹陷中。

（3）委中：腘窝横纹的中点。

3. 治疗方法

（1）腰以上丹毒者：局部病灶常规消毒，用三棱针点刺出血，留罐10～20分钟，大椎、委中拔梅花针刺血罐10～15分钟，每天1次，3～5次为一疗程。

（2）腰以下丹毒者：局部常规消毒，用三棱针点刺出血，留罐10～20分钟，灵台、委中拔梅花针刺血罐10～15分钟，每天1次，3～5次为一疗程。病症严重者，可于委中行放血疗法，然后外敷鱼石脂软膏。隔日1次，一般3～5次可愈。

· 其他疗法·

（1）中药内服法：丹毒生于上身者，服加减普济消毒饮。丹毒生于下身者，服加减龙胆泻肝汤。局部外用马齿苋煎水洗，继敷黄连膏。

① 加减普济消毒饮：黄连15克，黄芩30克，黄柏20克，陈皮6克，柴胡15克，升麻10克，牛蒡子10克，板蓝根15克，黄芪30克。水煎服，每日1剂，3～7天为一疗程。

② 加减龙胆泻肝汤：(见疖肿页)

（2）中药外用法：局部用马齿苋煎水洗，继敷黄连膏(见疖肿页)。每天1～2次，7～15天为一疗程，或至症状好转为止。

（四）注意事项

明确诊断，在排除没有危害生命体征的迹象后，方可进行拔罐治疗。拔罐疗法主要适用于丹毒症状轻缓者，对于全身症状严重，并伴有明显发热的患者，则要慎用或禁用。此外，在治疗期间，还要嘱患者禁食：酒类、饮料、肉类、鱼类、海鲜、鸡蛋、牛奶、油炸及葱蒜姜等辛辣发物，患处禁水、禁风,同时注意局部的清洁卫生。

十八、手术后肠粘连

(一)病因

主要为腹腔类手术后,局部水肿、炎症未能及时吸收所致。中医认为此病症系由外伤皮毛肌筋,以致脏腑气机阻滞、经络瘀阻所为。

(二)症状

临床可见肠粘连或腹膜粘连,其主要表现为:腹痛、腹胀、便秘、食欲不振或恶心呕吐等症候。严重者,快步行走时腹部牵扯痛,或出现肠梗阻等并发症。

(三)治疗

• 原则 •

消炎止痛、活血散瘀、疏肝理气、健脾和胃。

· 拔罐疗法 ·

1. 主治经穴

(1)病灶:手术刀口愈合处。

(2)任脉:中脘、气海、关元。

(3)胃经:天枢、足三里。

2. 腧穴定位(见图67)

(1)中脘:脐上4寸。

(2)气海:脐下1.5寸。

(3)关元:脐下3寸。

(4)天枢:脐旁开2寸。

(5)足三里:外膝眼下(小腿外侧,犊鼻下,犊鼻与解溪连线上)3寸。

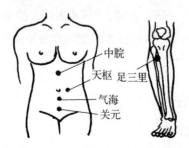

图67 手术后肠粘连常用拔罐穴位

3. 治疗方法

(1) 术后30~50天轻度腹胀者：可于刀口处、天枢、气海、关元留罐10~20分钟，每天1~2次，10~20天为一疗程。

(2) 术后30天以上腹胀伴食欲不振者：可于刀口处拔复罐至局部发红，继于气海、中脘及足三里留罐10~20分钟，每日1次，10~30天一疗程。

(3) 术后50天以上刀口瘢痕突起腹痛者：先于患处拔温热罐，足三里拔针罐5~20分钟，然后行拿捏手法按摩局部5~10分钟（见图68），继用消炎止痛药膏、南星止痛药膏、云南白药膏或鱼石脂软膏贴敷患处。此法每天或隔日一次，10~30天为一疗程。

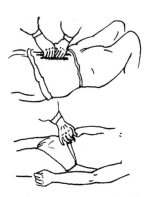

图68 腹部手术粘连拿捏按摩法

·其他疗法·

（1）中药疗法：轻度腹胀者，服加减木香化滞汤或木香顺气丸；腹痛明显者服加减元胡散或大活络丸或十香止痛丸。

① 加减木香化滞汤：木香15克，柴胡6克，法半夏10克，山楂6克，甘草6克，枳实10克，当归10克，黄芪30克，红花6克，桃仁6克，生姜6克。水煎服，每日1剂，5～7天为一疗程。

② 加减元胡散：元胡15克，当归10克，桂枝10克，干姜10克，乳香6克，没药6克，红花6克，赤芍6克，大腹皮6克，泽兰6克，木香10克，金钱草10克，木通10克。水煎服，每日1剂，5～10天为一疗程。

（2）局部理疗法：局部热敷理疗有一定的康复作用。可在医师指导下，选用红外线、超声波、微波、音频或电子神灯仪进行治疗,每天1～2次,每次5～30分钟,10～30天为一疗程。

(3)自我保健法:每晚睡前做自我揉腹、推擦腹部及拿捏局部法10～20分钟,然后做仰卧起坐及上下蹲运动5～15次,30～60天为一疗程(见图69～71)。

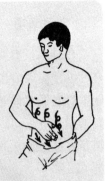

图69 自我揉腹保健法

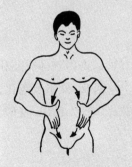

图70 自我推擦腹部法

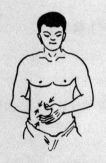

图71 自我拿捏局部肌筋法

(四)注意事项

在排除没有其他危害生命体征的情况下,方可进行拔罐治疗。拔罐疗法主要适用于单纯性术后肠或肌筋组织粘连者,而对于术后刀口尚未完全愈合,并有发热等其他并发症的患者,则要慎用或禁用。

十九、颈椎病

(一)病因

颈椎病又称颈椎综合征。多因颈部肌筋和椎体长期紧张、疲劳、受风、缺血、受累或老化,以致颈椎骨及周围肌筋增生、钙化、粘连、变形、退化而发病。

(二)症状

颈椎病的发病年龄多在35～60岁之间,随着手机、电视及电脑的普及,发病年龄有所提前。临床主要表现为:头、颈、肩、臂、手等部位疼痛、酸胀、发麻及颈部功能受限或障碍,其疼痛部位常不固定,时有触电、发麻及发凉感,偶伴恶心胸闷等症状。

(三)治疗

- **原则**·

活血通络、行气止痛、舒展肌筋、祛风除痹、恢复功能。

- **拔罐疗法**·

1. 主治经穴

(1)局部:阿是穴。

(2)督脉:大椎、身柱。

(3)胆经:肩井、悬钟。

2. 腧穴定位(见图72)

(1)阿是穴:患处及周围压痛点。

(2)大椎:第七颈椎棘突下凹陷中。

(3)身柱:第三胸椎棘突下凹陷中。

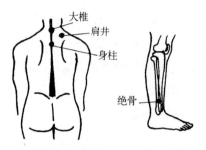

图72 颈椎病常用拔罐穴位

（4）肩井：肩峰与大椎穴的连线中点。

（5）悬钟：足外踝上三寸，腓骨前缘。

3. 治疗方法

（1）早期轻缓者：于上述各穴拔温热罐，留罐10～20分钟，然后于阿是穴及督脉颈胸上段推罐2～5分钟。此法每天或隔日1次，每次5～15分钟，10～30天为一疗程。

（2）中晚期患者：先于上述各穴及患处拔温热罐10～20分钟，继于督脉颈胸段及大椎穴的两侧上下推罐3～5分钟，接着用揉罐法，揉推患处3～5分钟，然后于阿是穴、悬钟上拔点穴罐或针罐1～3分钟或3～5分钟。本法每天或隔日一次,每1～3个月为一疗程。疼痛症状较甚者,可于大椎及压痛点上拔刺血罐。

• **其他疗法** •

(1)中成药内服法:根据病情,可选服颈复康、正风丸、天舒胶囊或壮骨关节丸5～10克,每天2～3次,15～30天为一疗程。

(2)水煎剂口服法:根据患者症状,可选服加减独活寄生汤或加减木瓜汤。

① 加减独活寄生汤:独活20克,桑寄生15克,龙骨10克,杜仲10克,威灵仙10克,乳香6克,红花6克,薏苡仁10克,全蝎6克,蜈蚣2条,防风10克,白芷10克,桂枝10克,麻黄10克,甘草6克。水煎服,每日1剂,7～15天为一疗程。

② 加减木瓜汤:木瓜15克,牛膝10克,狗脊10克,乳香6克,没药6克,生地20克,当归10克,黄芪50克,柴胡10克,红花6克,骨碎补20克,何首乌10克,秦艽30克,土鳖

虫6克,蕲蛇10克。水煎服,每日1剂,7～15天为一疗程。

(3)热敷理疗法:局部热敷,可选用热水袋、热盐袋或热毛巾等,对患处进行热敷。理疗则应在医师指导下进行,根据病症选用红外线、超短波或微波等治疗仪进行治疗,每天1次,每次10～30分钟,7～14天或2～4周为一疗程。

(4)按摩牵引法:对有明显头晕及手指麻木者,还可选用颈椎牵引法和局部按摩法进行治疗。常用的按摩手法有:按揉法、点穴法、拔伸法、旋转法、推擦法、抖法及滚法等,每天治疗1～2次,每次治疗时间在10～15或15～30分钟,1～2周或2～4周为一疗程。牵引法多以坐式体位为主,每天1～2次,每次10～30分钟,2～4周为一疗程。

(5)运动体疗法:适当的体疗运动,对

颈椎病有较好的改善和治疗作用。常见的颈椎运动疗法有：放风筝、数星星、抬头倒走及八段锦等项目，可根据具体情况选择运用，每天早晚各一次，每次30～60分钟为宜，2～4周或1～3个月为一疗程。

（四）注意事项

明确诊断，排除肩周炎、肩胛及上臂肌肉拉伤、胸肺疾患、颈椎间盘突出、高血压以及脑血栓等病症。治疗时务必对症处理，注意休息，并减少低头工作时间，禁止长期保持同一姿势的娱乐活动，同时注意避寒保暖，适当运动。

二十、落 枕

（一）病因

多由于睡眠姿势不当，或久看电视，或头颈

部过度疲劳,或上肢运动过量,或低头工作时间过长,而突然抬头扭转或感受风寒湿邪所致。

(二)症状

颈项强直、颈肩肌筋胀痛,头部运动不自如且多歪向一侧,患侧常有明显的压痛点。

(三)治疗

·原则·

活血止痛、舒展经络、松解肌筋、恢复功能。

·拔罐疗法·

1. 主治经穴

(1)局部:阿是穴。

(2)胆经:肩井、悬钟。

(3)督脉:大椎、身柱。

(4)膀胱经:大杼、肺俞。

2. 腧穴定位(见图73)

(1)肩井:肩峰与大椎的连线中点。

(2)悬钟:足外踝上三寸,腓骨前缘。

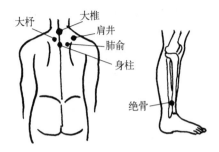

图73 落枕常用拔罐穴位

(3) 大椎:第七颈椎棘突下凹陷中。

(4) 身柱:第三胸椎棘突下凹陷中。

(5) 大杼:第一胸椎棘突下,旁开1.5寸处。

(6) 肺俞:第三胸椎棘突下,旁开1.5寸处。

3. 治疗方法

(1) 轻度落枕:选穴肩井、大椎、大杼。留罐10~20分钟,然后于压痛点及大杼拔点穴罐各3~5分钟,最后令患者做缓慢上下左右旋转、摇晃头颈部运动各3~5次即可。此法每天1~2次,一般2~3次可愈。

(2) 重度落枕:选穴大椎、身柱、肩井、大柱，拔温热罐；悬钟拔针罐，10～20分钟。然后于大杼至肺俞及肩井拔温热推罐各5～10次（以患侧为主），接着用揉推罐法分别揉推肩井斜方肌及肩胛肌肉3～5分钟（见图74～75），最后令患者自由轻缓地摇晃、旋转颈部3～5次即可。本法每天1次，一般5～7天可愈。

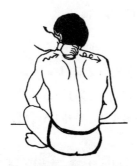

图74　肩井斜方肌揉罐法

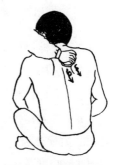

图75　肩胛肌肉揉罐法

· 其他疗法 ·

（1）中药内服法：颈肩胀痛严重者，可在医师指导下，口服正风丸、虎力散、祖师麻、通滞胶囊、颈复康或壮骨关节丸等中成药,根据临床症状选用,每次2～5粒(5～10克),饭后温水送服,每天1～2次或2～3次。同时注意局部的保暖和减少颈肩部位的疲劳。

（2）热敷理疗法:轻缓者用热水袋自行热敷或用红外线照射患处5～15分钟,照射部位可同时涂抹青鹏软膏、红花油、正骨水或其他消炎止痛药膏,然后做上下左右旋转头颈部和甩手抬肩运动,每天1～2次有较好的康复作用。

(四)注意事项

明确诊断,排除肩周炎、颈肩肌拉伤、颈椎间盘突出等病症。治疗时务必对症处理,注意休息患处,并减少低头工作时间,同时注意避寒保暖,适当运动。

二十一、肩周炎

(一) 病因

本病症多因肩部长期慢性劳损、骨折后遗症,或筋损未愈,加上风寒湿邪的侵袭所致。临床多见于40~60岁的中老年患者,女性多于男性。

(二) 症状

早期表现为肩部轻度疼痛和酸胀,且部位广泛,肢体活动略有不适。中晚期则表现为夜间痛甚,关节粘连,肢体活动受限(如不能穿衣、背手、梳头、洗澡等),肩部肌肉萎缩,压痛点明显,此症状多见于一侧。

(三) 治疗

• 原则 •

活血止痛、松解粘连、恢复功能。

·拔罐疗法·

1. 主治经穴

（1）经外：抬肩、肩前。

（2）大肠经：肩髃、曲池、手三里。

（3）小肠经：肩贞。

（4）局部：阿是穴。

2. 腧穴定位（见图76）

（1）抬肩：肩峰前下方1.5寸（垂臂处）。

（2）肩前：腋前纹上1寸（腋前皱襞顶端与肩髃连线中点）。

（3）肩髃：三角肌上部肩峰与肱骨结节间（臂外展时，当肩峰前下方凹陷处）。

（4）曲池：曲肘，肘外横纹端凹陷处。

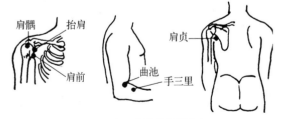

图76　肩周炎常用拔罐穴位

（5）手三里：曲池下2寸。

（6）肩贞：肩膀腋后皱纹1寸（肩关节后下方，臂内收时，腋后纹头上1寸处）。

3. 治疗方法

（1）早期肩部胀痛：选穴抬肩、曲池、肩贞。留罐10～20分钟，然后令患者做上下后伸甩手运动10～50次（见图77～78）。此法每天1～2次，每10～20天为一疗程。

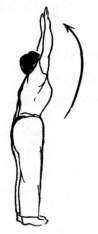 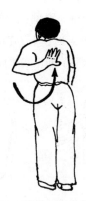

图77　上下甩手运动法　　图78　后伸甩手运动法

（2）中晚期关节痛：于肩前、曲池、手三里及肩贞穴上拔温热罐10～30分钟，抬肩穴上拔温热针罐10～20分钟，继行上下后伸甩手运动50～100次，本法每天1次，每10～30天为一疗程。

• **其他疗法** •

（1）成药口服法：中度重度患者可配合口服独活寄生汤、大活络丸或正风丸，以疏风除湿、活血通络和行气止痛为目的。

（2）穴位注药法：关节粘连及疼痛较甚者，可行局部阿是穴（痛点）注射药物（见图79），每3～5天1次，2～3次为一疗程。常用的注射药品有：当归注射液、红花注射液、蜂毒注射液、正清风痛灵注射液、蛇毒注射液等。

（3）运动疗法：各种有益的体育运动和导引动作，对本病症的康复治疗均有一定的辅助作用。临床常见的体疗练功法有：上下前后甩手法、爬墙训练法、自我拍打肩膀

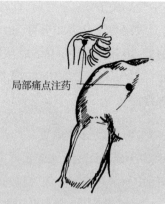

图79 肩周炎痛点注射示意图

及拉吊上肢练功法等(见图80~81)。根据实际情况,每次训练5~10分钟,或10~30分钟,或30~60分钟不等。每天1~2次,轻者一般10~30天见效,甚者1~3个月或6~12个月可愈。此外,中医推拿手法——拔伸(肩)法,在治疗粘连期的肩周炎时,有特别好的疗效(见图82),此法每天1~2次,每次3~15分钟,1~3个月为一疗程。

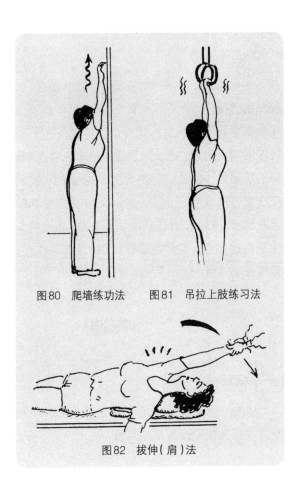

图80 爬墙练功法　　图81 吊拉上肢练习法

图82 拔伸(肩)法

（四）注意事项

明确诊断,排除胸肺疾患、肩关节扭挫伤、肩部肌腱拉伤,类风湿关节炎、肩关节骨伤及骨质增生退化等病症。拔罐疗法主要适用于早期轻度肩周炎患者,对于严重的中重度患者,则效果不甚明显,故在治疗过程中,务必要配合其他疗法来进行治疗。此处,患部关节要注意保暖和避风寒,在给患者进行手法推拿时,还要特别注意循序渐进,不要粗暴猛拉,以免伤及肌筋、骨质及相关组织。

二十二、腰肌劳损

（一）病因

本病症多系腰部肌筋长期受累、受寒、劳损或急性扭挫伤治疗不彻底所致。

(二)症状

腰部不适或隐痛(以两侧腰肌为主),痛症反复发作,每与连续弯腰、劳动、受累或受寒时加重,反之休息好及气候温暖时则症状减轻。

(三)治疗

·原则·

活血止痛、祛风散寒、舒展肌筋、壮腰健肾。

·拔罐疗法·

1. 主治经穴

(1)经外:腰眼。

(2)膀胱经:肾俞、殷门、委中。

(3)局部:阿是穴。

2. 腧穴定位(见图83)

(1)腰眼:第四腰椎棘突下旁开3.5寸凹陷中。

(2)肾俞:第二腰椎棘突下旁开1.5寸处。

(3)殷门:臀肌高点与腘窝正中连线的中点(大腿后,承扶穴直下6寸)。

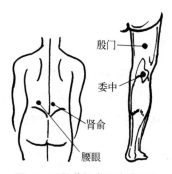

图83 腰肌劳损常用拔罐穴位

（4）委中：腘窝横纹中央。

3. 治疗方法

（1）腰肌劳损胀痛者：选穴腰眼、肾俞、殷门、委中，拔温热罐10～20分钟，接着于胀痛处拔点穴罐5～10分钟，然后令患者左右旋腰、后伸挺腹及上下蹲运动各5～10次或10～20次（见图84～85）。此法每天或隔日或每周1次，1～3个月为一疗程。

（2）腰肌劳损寒痛者：先于上述穴上拔温热罐10～30分钟，然后于阿是穴（腰痛点）拔温热罐，上下推罐10～20次，接着令患者做旋腰挺

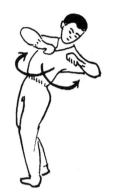
图84 左右旋腰运动法

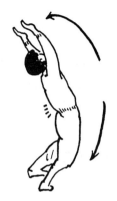
图85 挺腹后伸腰部运动法

腹运动各10～20次,最后于患处贴敷活血止痛药膏,如:南星止痛药膏、云南白药膏、骨痛灵酊药膏、奇正药膏或麝香止痛药膏等。此法每天或隔日一次,10～30天为一疗程。

• 其他疗法 •

(1)按摩热敷法:在医师指导下,让家人作局部揉按、叩击、点压按摩法10～20分钟,然后用热水袋热敷5～10分钟,此法每天一次,10～15天或15～30天为一疗程。

（2）体疗练功法：坚持每天早晚慢跑10～30分钟，然后做倒退走、缓慢上下蹲、后仰伸腰及左右旋腰运动各10～20次。本法对腰肌劳损有非常好的康复效果。

（四）注意事项

明确诊断，排除风湿、类风湿、肾结石、泌尿系疾病、肿瘤、强直性脊柱炎及结核性骨关节炎等病症。热敷时，要注意保护好治疗部位的皮肤，切勿烫伤局部组织；推拿时，要注意手法的轻重力度；体疗时，要根据病症及患者的身体情况，循序渐进。

二十三、增生性脊椎炎

（一）病因

本病症多因腰椎长期受累、劳损、退化、着

寒或创伤久治未愈,或因长期过量服用某种食物、药物,或因体内缺少某种元素所致。现代医学研究则认为,骨关节增生等疾病的发生与发展,在一定程度上,与遗传基因相关联。

(二) 症状

主要表现为腰脊痛(以腰骶部为主),腰部僵硬如板,其特点为休息时间长则痛甚,适当活动则痛症减轻,此尤见于早晨起床时。患者偶伴下肢肌肉萎缩、抽筋及麻木现象。X线检查:有明显的腰椎退化、增生或肥大等表现。

(三) 治疗

• 原则 •

活血通络、行气止痛、祛风散寒、补肾壮骨。

• 拔罐疗法 •

1. 主治经穴:

(1) 经外:华佗夹脊穴腰段。

(2) 督脉:命门、腰阳关。

（3）膀胱经：承山。

2. 腧穴定位（见图86）

（1）华佗夹脊：第1～5腰椎棘突旁开0.2～0.5寸处。

（2）命门：第二腰椎棘突下凹陷处。

（3）腰阳关：第四腰椎棘突下凹陷处。

（4）承山：小腿后正中下缘，腓肠肌两腹之间凹陷处。

3. 治疗方法

选穴命门、腰阳关、承山，拔温热罐10～30分钟，然后用拇指分别点按第1～5腰椎及两侧肌筋5～10分钟（见图87～88），接着于该处拔

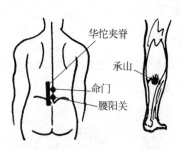

图86 增生性腰痛常用拔罐穴位

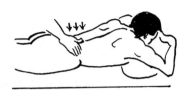

图87 拇指上下点按腰椎法

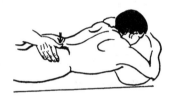

图88 点按腰椎华佗夹脊法

温热罐,上下推罐10~20次,并留罐20分钟,最后于腰阳关贴敷活血、祛风、止痛药膏,如:云南白药膏、南星止痛药膏、骨痛灵酊药膏、跌打风湿狗皮药膏等。本法可每天或隔日或每周1~2次,1~3个月为一疗程。

· 其他疗法 ·

(1)中药内服法:单纯性增生者,可服中成药正风丸、壮骨关节丸、通络开痹片、金乌骨通、虎力散、木瓜丸或大活络丸,汤剂药可用加减杜仲汤;寒湿性增生者,成药可服正风灵、黑骨藤追风活络胶囊、小活络丹或正风酒,汤剂可用加减独活寄生汤或加减通痹散。

① 加减杜仲汤:杜仲10克,牛膝10克,威灵仙10克,乌药10克,独活30克,五灵脂10克,木通3克,柴胡6克,当归10克,红花6克,黄芪30克,骨碎补30克,丹参30克,金钱草10克,甘草6克,狗脊10克。水煎服,每日1剂,5~7天或7~14天为一疗程。

② 加减通痹散:天麻10克,独活10克,当归10克,川芎10克,白术10克,黄芪50克,桂枝10克,麻黄10克,五味子6克,杜仲10克,山楂10克,猪腰椎骨3节,干姜10克。水煎服,每日1剂,热酒引服,5~7天或7~14天为一疗程。

（2）牵引按摩法：可选用器械或人工牵拉腰椎下肢法5～30分钟（见图89），然后于腰椎上下做揉按法5～10分钟（见图90），最后行腰部扳法左右各1～2次（见图91）。

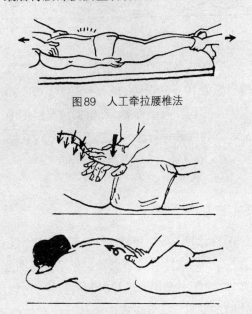

图89　人工牵拉腰椎法

图90　上下揉按腰椎法

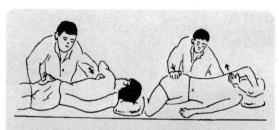

图91 左右扳腰法

（3）热敷理疗法：可选用热水袋热敷腰脊患处10～20分钟，每天1～2次，10～30天为一疗程。有条件者，可根据情况运用中药加红外线或神灯导入法治疗，隔天1次，每次10～30分钟，2～4周为一疗程。

（四）注意事项

明确诊断，排除风湿、类风湿、肿瘤、强直性脊柱炎、结核性骨关节炎及泌尿系统等病症。热敷理疗时，要掌握好治疗时间的长短、次数及烘烤时的热度，同时注意保护好治疗部位的皮肤组织，切勿烫伤皮肤。推拿时，要注意手法的轻重力度,特别是使用牵拉法和扳法时,要轻重适宜,不能突然发力。

二十四、痛 经

(一)病因

行经前后或经期出现腹痛及其他不适症状,并影响工作及生活者,称之为"痛经"。目前本症病因尚不能完全明了,但一般认为与生殖器官发育不良及遗传学相关。本病症属中医经行腹痛的范畴,多由寒瘀血滞、气机不畅及气血虚损所致。

(二)症状

经前的一二天或经期出现下腹及腰部胀痛,有时可出现膀胱刺激症状,其酸胀疼痛不适可放射至阴部及肛门等部位,甚者可引起头痛、恶心、呕吐、低烧或周身不适。

(三)治疗

· 原则 ·

查明原因、排除器质性病变、对症处理。

· 拔罐疗法 ·

1. 主治经穴

(1)局部:阿是穴。

(2)膀胱经:肾俞、次髎。

(3)任脉:神阙、气海、关元、中极。

(4)脾经:三阴交、血海。

(5)胃经:乳中。

2. 腧穴定位(见图92)

(1)阿是穴:胀痛部位。

(2)肾俞:第二腰椎棘突下旁开1.5寸处。

(3)次髎:第二骶骨后孔中(髂后上棘与后正中线之间)。

(4)肚脐:肚脐正中。

(5)关元:肚脐直下3寸。

(6)中极:肚脐直下4寸。

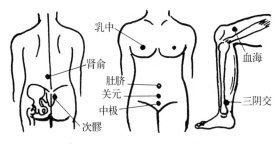

图92 痛经常用拔罐穴位

（7）三阴交：内踝尖直上3寸，胫骨后缘。

（8）血海：髌骨内上方2寸（股骨内上髁上缘，股内侧肌中间）。

（9）乳中：乳头正中。

3. 治疗方法

（1）腰腹酸胀者：可于经前的一二天开始，先在肾俞和次髎拔温热罐10～20分钟，然后于关元、中极、三阴交拔温热罐10～20分钟，每天1～2次，7～14天为一疗程，或至症状消失为止。

（2）下腹疼痛者：于月经来潮前的一周开始，先于肾俞、次髎穴上拔温热罐5～10分钟，接着于神阙、气海，关元、中极穴上拔温热罐

10～20分钟,同时血海和足三里拔针罐5～10分钟,此法每天1～2次或隔日一次,1～2周为一疗程或至症状好转止。

· **其他疗法** ·

（1）中药内服法:可服用加减益母草汤:益母草50克,生姜10克,乳香末10克,甘草10克。水煎服,日一剂,于每次经前一周开始服用至症状消失为止。气滞血瘀者,加丹参、红花、桃仁各10克;寒湿甚者加防风、桂枝、麻黄各10克;情志抑郁者,加柴胡、山楂各10克;气血虚损者,加杜仲、黄芪各20克。

（2）针灸治疗法:可于经前的2～3天开始,先针刺中极、三阴交穴5～10分钟,然后用艾条灸神阙、关元各5～10分钟,此法每天1～2次,至月经来潮止。月经后再继续针刺上述穴位法3～5天,每天1次。

（3）泡脚疗法:准备一个适用于泡脚的木盆,然后把烧开的清水倒入盆内,再入适量的盐、酒、醋并搅拌均匀,待水温适宜时方可进行泡脚。泡脚法可于来月经前的一周开始,每天晚上睡前泡30～50分钟,至月经来后的3～5天或痛经缓解为止。

(4)按摩疗法:点穴推擦法:医者先搓热双手,然后分别于三阴交、足三里、中极行点穴法各1分钟(见图93～95)。继用手掌于腰骶椎及两旁做上下推擦法3～5分钟或5～10分钟(见图96),最后于小腹部及两乳

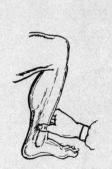
图93　点按三阴交穴

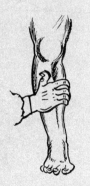
图94　点按足三里法

部做上下及左右方向轻缓推擦3～5分钟或5～10分钟结束（见图97）。

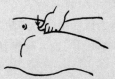

图95　点按中极穴法

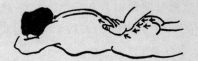

图96　掌推擦腰骶法

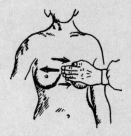

图97　左右推擦两乳法

(四)注意事项

行按摩法时,必须征得患者本人的同意,必要时要让患者签字。本法应由女性医生操作,操作过程中用力要轻缓适度,治疗期间要随时询问患者的感觉,如有不适,要即刻停止治疗或调整力度。行泡脚法时,要注意水温的适应度,小心烫伤皮肤,对于不适应"盐酒醋泡脚法"的患者,可直接用清水泡脚。

二十五、月经不调

(一)病因

月经不调,是指月经的周期不定,经量过多或过少,经血的颜色及质量发生异常改变的一种妇科疾病。本病症与精神紧张,生活环境的改变,着风受寒,患者体质虚弱及妇科疾病、小产哺乳或长期服用某些避孕药物相关。中医认为此症多系血热火旺、脾肾虚损及气血瘀滞所致。

(二) 症状

主要以月经不按周期来潮,提前或推迟,月经量过多或过少,并常伴精神紧张或心胸郁闷等症候为常见。

(三) 治疗

· 原则 ·

排除器质性病变,对症处理。

· 拔罐疗法 ·

1. 主治经穴

(1) 膀胱经:脾俞、肾俞。

(2) 任脉:关元、中极。

(3) 脾经:三阴交、足三里。

2. 腧穴定位(见图98)

(1) 脾俞:第十一胸椎棘突下旁开1.5寸处。

(2) 肾俞:第二腰椎棘突下旁开1.5寸处。

(3) 关元:肚脐直下3寸。

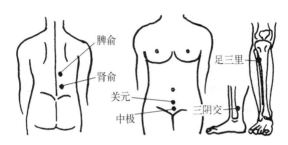

图98 月经不调常用拔罐穴位

（4）中极：肚脐直下4寸。

（5）三阴交：内踝直上3寸，胫骨后缘（小腿内侧，内踝尖上3寸，胫骨内则后方）。

（6）足三里：外膝眼直下3～4寸，胫腓骨中间（小腿外侧，犊鼻下3寸，犊鼻与解溪连线上）。

3. 治疗方法

（1）气虚不调：面色无华、形瘦疲乏者，选穴脾俞、肾俞拔温热罐5～15分钟，然后于中极、足三里拔点穴温热罐10～20分钟，此法可每天1～2次，2～3周为一疗程。

（2）寒湿不调：畏寒怕风、舌白脉迟者，选穴脾俞、肾俞拔温热罐5～15分钟,然后于膀胱经下腰段拔温热推罐10～30次,继于三阴交、足三里拔针罐3～5分钟,同时中极、关元穴拔温热留罐10～20分钟。本法每天1～2次,7～14天为一疗程。

（3）情志不调:情志抑郁、失眠多梦者,选穴肝俞、肾俞拔温热罐,留罐10～20分钟,接着于膻中(正胸两乳之间)、关元、乳中、期门(第十一肋游离端下缘,相当于乳头直下4寸处)拔温热罐、点穴罐10～20分钟,同时于中都穴(内踝尖直上7寸,胫骨后缘)拔针刺罐3～5分钟。本法每天或隔日一次,1～2周为一疗程。

· 其他疗法 ·

（1）中药内服法:口干咽燥、面红尿黄、月经提前者,服固经丸6～9克或清经散5～10克,每天2～3次,温水送服;月经推迟、经色紫黑、腹痛拒按者,服大黄䗪虫丸或妇科金丹5～10克,每天2～3次,亦可用加减元胡散进行调之；心悸气短、神疲乏力者，服归脾丸5～10克，每天2～3次，温水送服，亦可用当归补血汤进行调理；乳腹胀痛、胸闷不舒、上气不畅者，服逍遥丸5～10克，或用调经止带丸或加味逍遥散，每次5～10克，每天2～3次，温水送服；肢冷畏寒、面色苍白、小腹冷痛者，服温经丸或大温经汤。

① 清经散：牡丹皮10克，地骨皮15克，白芍药10克，熟地黄6克，青蒿6克，茯苓3克，盐水炒黄柏3克。水煎服，每日1剂，3～5天或7～14天为一疗程。

② 加味逍遥散：炙甘草10克，炒当归10克，酒芍药10克，茯苓10克，炒白术10克，柴胡6克，牡丹皮6克，炒栀子6克。水煎服，每日1剂，5～7天或7～14天为一疗程。

③ 当归补血汤：当归10克，黄芪50克。水煎服，每日一剂，早晚服。

④ 加减元胡散：延胡索10克，当归6克，赤芍10克，桂枝10克，木香10克，乳香6克，没药6克，干姜10克，炙甘草10克，木通3克。水煎服，酒引，每日1剂。

⑤ 大温经汤：吴茱萸30克，当归10克，川芎10克，芍药10克，桂枝10克，人参10克，阿胶10克，牡丹皮10克，生姜10克，甘草10克，半夏15克，麦门冬10克。水煎服，每日1剂，7～14天为一疗程。

（2）热敷热熨法：根据患者的具体情况及病症的轻重，可选用热水袋、热盐袋、热沙袋或其他具有热源作用功能的工具进行热敷热熨。治疗前，患者排空大小便，清洁下腹及阴部，退去下腹及阴部的衣裤，呈仰卧屈膝位于治疗床上，然后用一条大浴巾垫盖于治疗的部位上。操作时，嘱患者全身放松，医者把热敷工具（热水袋或其他热熨工具)置于患者的小腹或阴部上,做上下、左右或回旋状来回热敷热熨患处,每次15～30分钟,每天1～2次。本法可从月经来潮前的一周开始进行。此法适用于畏寒怕冷、经色紫黑、月经推迟的痛经者。

(3)坐浴疗法:取陈艾叶50～100克,食盐少许,加清水煎煮开后,倒入可用于坐浴的木盆内,待水温适宜时,即可坐浴。根据具体情况,每天1～2次,每次30～40分钟左右。

本法可从来月经前的一周开始进行,至来月经时停止。

(四)注意事项

拔罐治疗时,除患者有特殊要求或指定医生外,通常情况下,最好让女性医护人员进行操作为妥。对于需要暴露乳房及阴部等敏感部位的治疗时,一定要事先说明情况并征得患者或监护人的同意后，方可进行。必要时，可请患者本人或监护人签字。对于未婚女性患者，尽量不做乳房及阴部的治疗，以免发生不必要的纠纷。

二十六、子宫脱垂

（一）病因

子宫脱垂，是指子宫沿阴道下移脱出的一种病症。本症常因分娩时损伤、子宫后倾、腹压增强及体质虚弱等原因造成。中医称此病症为"阴挺"，病因多系肾气不固、气虚下陷，以至子宫下垂。

（二）症状

患者自觉阴道内有肿块脱出，下腹及阴部有坠落感，腰骶部酸痛。平卧时症状缓解，站立、行走或跳跃时则症状加重。宫颈下移在阴道内为Ⅰ度，下移至阴道口者为Ⅱ度，脱出阴道口外者为Ⅲ度脱垂。

(三)治疗

· 原则 ·

以增强体质、恢复肌张力及提气回宫为目的。

· 拔罐疗法 ·

1. 主治经穴

(1)任脉:神阙、关元、中极。

(2)督脉:筋缩、腰阳关。

(3)膀胱经:肾俞。

2. 腧穴定位(见图99)

(1)神阙:肚脐正中。

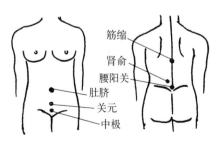

图99 子宫脱垂常用拔罐穴位

（2）关元：肚脐直下3寸。

（3）中极：肚脐直下4寸。

（4）筋缩：第九胸椎棘突下凹陷中。

（5）腰阳关：第四腰椎棘突下凹陷中。

（6）肾俞：第二腰椎棘突下旁开1.5寸处。

3. 治疗方法

（1）温热罐留罐法：选穴筋缩、腰阳关，拔温热罐，留罐，同时膀胱经下腰段拔温热排罐10～20分钟（见图100）。

（2）温热提罐法：接上法选穴神阙、关元、中极，拔温热罐5～10分钟，然后施提拉罐法各提拉10～20次。

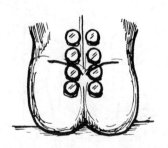

图100　下腰段拔温热排罐法

本法适用于轻度脱垂者,对Ⅱ、Ⅲ度子宫脱垂则效果不甚明显。上法每天2~3次,15~30天为一疗程。

· **其他疗法** ·

(1)中药内服法:常用的中成药有六味地黄丸、壮腰健肾丸、人参归脾丸及芪参益气丸,可酌情选用。汤剂则有补中益气汤和加减龙胆泻肝汤等。

① 补中益气汤:本方适用于气虚型子宫脱垂者。黄芪10克,炙甘草10克,人参10克,白术10克,当归6克,陈皮10克,升麻10克,柴胡10克。水煎服,每日1剂,2~3周为一疗程。

② 龙胆泻肝汤:此方适用于湿热型子宫脱垂者。龙胆草10克,生地黄10克,当归10克,陈皮6克,泽泻6克,车前子6克,木通3克、柴胡6克。水煎服,每日1剂,2~3周

为一疗程。

(2)按摩推拿法:主要包括按揉推腰法、呼吸运托小腹法、上下推擦任脉法、提肛托运阴部法及点按经穴法。

① 按揉推腰法:患者俯卧并裸出治疗部位,医者先用单手掌根于患者腰骶部做上下左右按揉法3~5分钟或5~10分钟(见图101),至腰部出现温热舒适感后,继用双手全掌于腰椎的两旁由下往上推拿腰肌20~50次(见图102)。

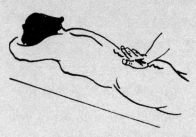

图101 单手揉按腰骶法

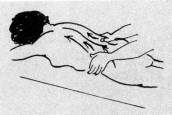

图102 双掌推拿腰肌法

② 呼吸运托腹部法:接上法嘱患者仰卧屈膝,裸出治疗部位并垫高臀部(见图103)。医者用单手掌侧(小鱼际)于患者小腹(阴部上缘)及两侧,做由下往上,往肚脐处揉推运托法,如此由下往上地运托20～50次(见图104),操作的同时可令患者用嘴作深呼慢吸配合治疗。

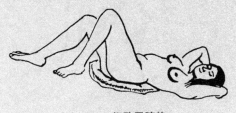

图103 仰卧屈膝势

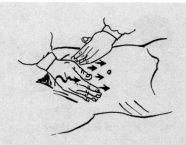

图104　运托腹部法

③ 推擦任脉法：接上法，术者以全掌于患者胸段任脉经上做上下推擦法2～3分钟，至胸部出现微热舒畅感为止（见图105）。

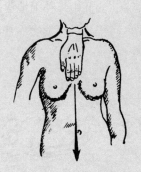

图105　推擦任脉法

④ 提肛托运阴部法：继上法，让患者行仰卧屈膝、裸出阴部（可穿紧身棉质内裤），医者用单手全掌盖住患者阴部，然后令患者用力向上紧提肛门，此时医者置于患者阴部之手，同时做由下往上地反复运托阴部法20～50次（见图106）。注意运托之掌指用力轻重要适宜，且每次运托要与患者提肛动作同时进行，即一提一托法。

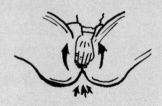

图106 提肛托运阴部法

⑤ 点按经穴法：接上法，医者再用拇指分别点揉气海、关元、中极、曲骨穴各1分钟，最后用拇指或食指或中指点按会阴1分钟结束治疗（见图107）。

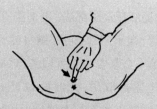

图107　点按会阴穴

根据具体情况,上法可每天1~2次,1~3个月为一疗程。一般而言,轻度脱垂者,运用本法30~50天左右可见疗效。无效者,可考虑手术或其他治疗方法。

(3)运动疗法:主要包括呼吸屈膝抱腿法和倒立提肛法两种。

① 呼吸屈膝抱腿法:练习者仰卧于硬板床上,臀部垫一软枕或相应的软垫子(约15~25厘米高),练习时要全身运动,做屈膝抱腿下颌微收状,抱腿完成即刻放松并伸展全身(见图108),如此反复一抱一松练习,每次30~50下即可。注意练习的同时,

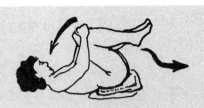

图108 屈膝抱腿法

要用嘴做深呼吸运动来配合抱腿练习,即吸气时抱腿,呼气时放松。

② 倒立紧提肛门法:接上法,练习者于沙发或床上,做头手或肩手倒立法5～10分钟(见图109),倒立的同时做紧提肛门练习

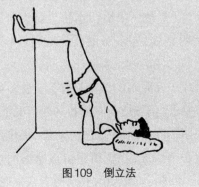

图109 倒立法

法,约每分钟20～30次。本法每天1～3次,1～3个月为一疗程。

上组运动疗法对Ⅰ～Ⅱ度子宫轻微脱垂者,有明显的治疗效果,如能与上述按摩法同时进行,则疗效更加显著。

(四)注意事项

拔罐疗法主要适用于1～2度的轻缓脱垂者,操作治疗前,要明确诊断,并排除子宫脱垂以外的疾病。对于严重的脱垂,或伴有其他疾患的患者,要禁用或慎用本法。对于治疗三个月而无明显效果者,务必转请妇科、外科医生会诊。

治疗子宫脱垂的医师最好为女性。如果患者另有要求、信赖或只有男技师的情况下,最好事先说明治疗的时间、方法、动作、操作部位及基本流程等情况,在征得患者或家属同意的情况下,方可进行。必要时要请患者或家属签字,免得引起不必要的纠纷。此外,本病症的患者在治疗期间,要禁止房事及重体力劳动,同时注意少站、少走、少跑,要多平卧休息,加强营养。

二十七、乳腺增生

(一)病因

乳腺增生,是指乳腺上皮和纤维组织增生的一种病症,临床上又称乳腺增生症、乳腺囊性增生、良性乳腺结构不良或乳腺纤维囊性病。本病症与卵巢机能紊乱、月经不调及内分泌激素失衡相关。中医认为此病症系由肝气郁结、情志不畅、经络瘀阻及任脉不通所致。

(二)症状

可在两侧乳房内触摸到大小不等的肿块,以结节状、片块状或颗粒状为多见,质地一般较软,亦可呈硬结性肿块,但不固定,可推动,且与皮肤、胸肌不粘连。多数患者乳房有轻度的胀痛感,挤压乳头时,偶有乳头溢液,但无腋窝淋巴结肿大。本症尤在月经来潮时显著,经期后则往往自然消失。临床可见于25岁以上的不育妇女及25～45岁的已婚妇女,本病症偶有单侧单发者。

(三) 治疗

· 原则·

清热利湿、疏肝理气、消肿止痛、活血通络。

· 拔罐疗法·

1. 主治经穴

(1) 督脉:大椎、身柱。

(2) 任脉:膻中、神阙、气海。

(3) 膀胱经:肺俞。

(4) 胃经:乳根、天枢、归来。

(5) 脾经:天溪。

(6) 肝经:期门。

2. 腧穴定位(见图110)

(1) 大椎:第七颈椎棘突下凹陷中。

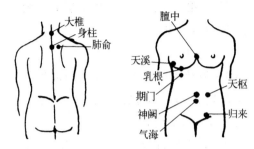

图110 乳腺增生常用拔罐穴位

（2）身柱：第三胸椎棘突下凹陷中。

（3）膻中：两乳头连线中点。

（4）神阙：肚脐正中。

（5）气海：脐直下3寸处。

（6）肺俞：第三胸椎棘突下旁开1.5寸处。

（7）乳根：仰卧，乳头直下，在乳房根部约第五肋间处，距前正中线4寸左右。

（8）天枢：肚脐旁开2寸处。

（9）归来：肚脐直下4寸，旁开2寸处。

（10）天溪：仰卧，于第四肋间隙，前正中线旁开6寸处。

（11）期门：乳头直下，第六肋间隙，约在前正中线旁开4寸处。

3. 治疗方法

（1）温热罐提罐法：先于胸腹部各穴上拔温热罐，留罐10～20分钟，然后自上而下分别提拉各罐10～20次结束。

（2）刺血罐推移法：轻缓增生者，接上法于大椎、身柱、肺俞拔温热罐，留罐10～20分钟即可。两乳多处增生者，于胸段脊椎两旁推罐10～20次至皮肤潮红，后于大椎、身柱穴上拔刺血罐1～3分钟，或3～5分钟结束。本法可每天或隔日一次，2～3周为一疗程。

·**其他疗法**·

（1）中药疗法：外可贴敷消炎止痛膏、胡氏消乳散，或涂抹青鹏软药膏；内可服乳块消或加减逍遥散。

① 胡氏消乳散：独活、川芎、乳香、没

药、大黄、黄柏各5~10克,冰片2~3克,共研细末,用适量水、蛋清、白醋和酒,将药末调成糊状,敷于乳房患处。此法每天1次,2~3周为一疗程。

② 加减逍遥散:当归10克,白术10克,柴胡10克,陈皮15克,茯苓10克,牡丹皮10克,甘草10克,栀子10克,赤白芍各10克,半夏15克,木通3克,车前子10克,丹参15克,川芎10克,大黄6克。于月经前一周开始服用,水煎,甜酒引,每日1剂,5~7天为一疗程。

(2)按摩理疗法:理疗可选择局部热敷、红外线烘烤、炒盐热熨或中药离子导入等方法进行;按摩推拿法的常用手法有:抓捏法、按揉法、点穴法及拍打疗法。根据病情的不同,可每天1~2次,或隔日1次,或每周1~2次。1~3个月为一疗程,或至症状改善好转为止。

对于疗程较长或不方便来医院按摩治疗的患者，可在医师指导下，学会并掌握上述理疗及按摩手法的操作方法后，也可在家进行自我按摩或理疗。

（3）蒸气矿泉浴：有条件的患者，可选择较正规的康复理疗蒸气馆、温汤馆、矿泉疗养医院等处所，进行正规的蒸气矿泉浴治疗，对乳腺增生有一定的治疗功效。

（4）导引体疗法：体疗导引等运动，对乳腺增生等病症有较好的减轻和改善作用。临床常见且行之有效的导引体疗法有：易筋经、太极拳、太极剑、扩胸运动、吊单杠运动、上下甩手运动和各种体型、定型、上肢拉伸及瑜伽训练等项目。患者可根据自身的条件及实际情况进行选择，只要坚持不懈的运动锻炼，一定会取得良好的效果。此外，羽毛球、排球、网球等运动，对本症的治疗和康复，也有效好的作用。

（四）注意事项

明确诊断，排除乳腺瘤、乳腺癌以及胸肺部等疾病后，方可进行治疗。拔罐疗法主要适用于早期单纯性的轻微乳腺增生者，对于长期多年增生及经过治疗1~3个月后，仍然不见改善好转的患者，务必转请妇科、外科或肿瘤科的医生会诊。热敷理疗时，局部可用纱布或毛巾垫敷于治疗的部位上，以防烘烤、热熨、照射理疗时伤到皮肤组织。做蒸气矿泉浴时，要注意水、电、气的热度，空气的流动度，并掌控好治疗时间的长短，同时注意观察患者的反应，一旦出现不良反应，要即刻停止治疗，并及时对症处理，对于有高血压及心脑血管的患者，要慎用本法。

此外，临床操作施术者，除患者要求或指定外，最好让女性医生进行。拔罐治疗期间，还要注意补充维生素C、维生素E，并多饮水、多食蔬菜、多吃水果、多运动及少食高脂肪食品，同时做到按时起居。另外,有规律的性生活,对本病症的缓解和改善,有一定的帮助。

二十八、小儿腹痛

(一)病因

引起小儿腹痛的原因很多,临床最为常见的有:蛔虫症、肠绞痛、肠套叠、寒冷、气痛、腹股沟疝、呼吸道感染、泌尿系疾病、肺炎、急性阑尾炎、肠结核以及风湿病等。

(二)症状

① 蛔虫痛:腹痛时轻时重,食欲不振,面色萎黄,夜间磨牙,大便偶见蛔虫,实验室检查可见蛔虫卵或成虫。

② 肠绞痛:腹痛持久且拒按,久不见矢气(放屁),面色无华,不思饮食,行动缓慢。

③ 小肠气痛:腹部胀痛,痛无定处,时痛时

缓,时间长久。

④ 寒气痛:腹部冷痛,喜暖恶寒,大便稀软。

⑤ 其他原因引起的腹痛:多伴发热等急腹症表现。

(三)治疗

·原则·

排除病因,对症处理。

·拔罐疗法·

1. 主治经穴

(1)局部:阿是穴(腹痛处)。

(2)胃经:足三里、天枢。

(3)任脉:神阙、气海。

(4)肝经:中都。

2. 腧穴定位(见图111)

(1)足三里:膝外眼直下3寸,胫腓两骨之间(犊鼻下3寸,犊鼻与解溪连线上)。

(2)天枢:肚脐旁开2寸处。

(3)神阙:肚脐正中。

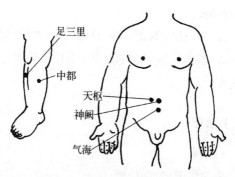

图111 小儿腹痛常见拔罐穴位

（4）气海：肚脐直下1.5寸。

（5）中都：内踝尖直上7寸。

3. 治疗方法

（1）虫积痛：选穴中都、足三里，拔点穴罐3～5分钟或5～10分钟，然后于天枢、气海留罐5～10分钟，本法每天1～2次，5～7天为一疗程。

（2）肠绞痛：选穴神阙、天枢、气海、阿是穴，拔温热罐5～10分钟或10～15分钟，同时用拇指点按中都、足三里穴各1分钟，留罐5～10

分钟结束。此法每天2~3次或至不痛止。

（3）小肠气痛：选穴神阙、阿是穴、气海，拔温热罐5~10分钟，同时医者用双手拇指揉按患儿天枢1分钟（见图112），然后于足三里、中都留罐5~10分钟结束。本法可每天1~2次，5~7天为一疗程。

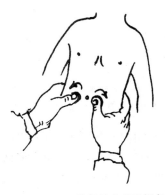

图112 双手拇指揉按小儿天枢穴

（4）寒湿痛：选穴足三里，拔温热罐5~10分钟，然后于神阙、气海穴上拔温热罐10~20分钟，每日1~2次，3~5天为一疗程。

·其他疗法·

（1）中药疗法：风寒气痛者，可饮服温热水或姜汤，局部用热水袋热敷；肠痉挛痛，酌情口服元胡止痛片；慢性寒气腹痛者，外贴寒痛散；虫积导致的肠气痛者，可服加减磨积散；肠痉挛痛可用揉腹按摩法进行治疗。

① 寒痛散：处方一：细辛、茴香、艾叶各50克，共为细末，加适量食盐、生姜、葱白炒温热，取5～10克药末，用布包好敷于肚脐处，并用绷带加压包扎。处方二：荔枝核（焙焦）50克，小茴香（炒）50克，吴茱萸10克，共为细末，取5～10克加好酒、盐少许调和，用布包好敷于肚脐处（或直接敷于肚脐上），用纱布包扎。处方三：陈艾、陈皮、生姜、乌药、延胡索、吴茱萸各10克，共为细末，取3～5克，用米醋加好酒调和，敷于肚脐上，盖上纱布，用胶布固定。上法可每

天1次,每次敷15~30分钟,或1~6小时或6~12小时不等,可因人、因症状、因患儿皮肤或其他不同情况而定,5~7天为一疗程。

② 加减磨积散:陈米50克,巴豆5~6粒,青皮6克,使君子仁6克,槟榔6克,木香6克,肉桂6克。前二味同炒,令米变赤色后,去巴豆与余药同煎,日一剂,醋引姜汤送下,3~5天为一疗程。

(2)热敷按摩法:先用热水袋热敷腹部3~5分钟,然后用手掌揉按患儿脐周上下左右3~5分钟即可(见图113)。此法每天1~2次,5~7天为一疗程。

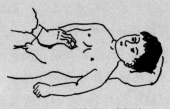

图113 揉按小儿腹部法

（四）注意事项

明确诊断，排除阑尾炎、肠结核、肠梗阻、呼吸道感染、肺炎、泌尿系统疾患、肿瘤等病症。拔罐疗法只适用于5岁以上的无器质性病变的儿童，且是病情缓慢、症状轻微的寒气腹痛、胀气腹痛或消化不良引起的腹痛症，对于严重的急腹症，或各种炎症引起的腹痛或腹痛伴发热的患儿，要禁用或慎用本法。

在行拔罐治疗前，首先要征得患儿父母的同意，并讲解清楚治疗的过程及相关的注意事项，以及拔罐可能会出现的一些正常的拔罐印迹等现象，且治疗时一定要有监护人在旁。另外，拔罐操作时还要格外小心：一是要注意保暖，二是要掌握好拔罐的吸力大小、患者适应程度及时间的长短，三是要防止皮肤组织被烧烫伤。此外，还要选择好适用于儿童的拔罐器具，通常以精小的竹制、木制或玻璃制的器具为佳。

二十九、小儿腹泻

(一)病因

本病由多种因素所致。病症轻微时,叫消化不良,当出现脱水和酸中毒时,又称之为中毒性消化不良。现代医学多称之为肠炎,中医称此病为"泄泻"。本病症主因系消化道内感染了大肠杆菌、轮状病毒、金黄色葡萄球菌、真菌、寄生虫或抗生素所致的肠道菌群失调,或因感受了风寒或因饮食不当所致。

(二)症状

① 单纯性消化不良(轻度腹泻):每天大便3~5次,甚者可达8~9次,便色多为黄或黄绿色,形状以蛋花样或水样多见,有白色小块,时有低热、溢奶或反胃现象,精神、饮食情况尚好或略减,患儿多无明显的脱水征象。

② 中毒性消化不良(重度腹泻):每天大便在10次以上,水样便,黄色伴呕吐发热,尿少纳差,精神疲乏,体重下降,并出现明显的脱水和酸中毒等症状。

(三)治疗

·原则·

以调节饮食、控制感染和补充液体为主。

·拔罐疗法·

1. 主治经穴

(1)任脉:神阙、关元。

(2)督脉:命门、腰俞。

(3)膀胱经:大肠俞、关元俞。

(4)胃经:足三里、天枢。

2. 腧穴定位(见图114)

(1)神阙:肚脐正中。

(2)关元:肚脐直下3寸。

(3)命门:第二腰椎棘突下凹陷中。

(4)腰俞:后正中线,第四骶椎下,正对骶

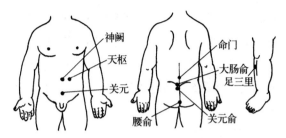

图114 小儿腹泻常用拔罐穴位

管裂孔(腰部,臀沟分开处即是)。

(5)大肠俞:第四腰椎棘突下旁开1.5寸处。

(6)关元俞:第五腰椎棘突下旁开1.5寸处。

(7)足三里:外膝眼直下3寸(小腿外侧,犊鼻下3寸,犊鼻与解溪连线上)。

(8)天枢:肚脐旁开2寸。

3. 治疗方法

(1)轻度腹泻:选穴腰骶部命门、腰俞、大肠俞、关元俞,留罐3～5分钟或5～10分钟,然后于神阙、关元拔温热罐3～5分钟或5～10分钟结束。此法每天1次,7～15天为一疗程。

(2)重度腹泻:选穴命门、腰俞、大肠俞、关元俞,拔温热罐3～5分钟或5～15分钟,接着用拇指揉按天枢、关元及足三里穴各1分钟(必要时足三里行针罐1～3分钟),最后于神阙、天枢、关元拔温热罐5～15分钟结束。此法每天1～2次,7～15天为一疗程。

• 其他疗法 •

（1）中药内服法：根据病情症状,可选服黄连素、补脾丸、胡氏补脾丸或藿香正气散。

① 胡氏补脾丸：炒白术6克,炒神曲6克,炒陈皮6克,炒干姜6克,炒麦芽3克,炒乌梅肉3克,木香3克,丁香3克,茴香3克。根据疗程需要,按上述比例选取药的多少,然后共为细末,炼蜜为丸,大小如同梧桐子般,每服3～6克,每天1～2次,饭前用米汤送服。本方可用于中焦失运、脾胃虚寒滑泄的患者。

②藿香正气散：本方适用于外感风寒及内伤湿滞腹泻。大腹皮10克，白芷10克，紫苏10克，茯苓10克，半夏15克，半夏曲15克，白术15克，陈皮15克，厚朴15克，桔梗20克，藿香20克，炙甘草20克。共为细末，每服3～6克，每天1～2次，温水冲服，3～5天或5～7天为一疗程。亦可加干姜3克，大枣3枚，和上药共水煎服，或为引冲服。细菌性腹泻者，可另加柴胡6克，黄连10克，黄柏10克，加水煎服，每日1剂。

（2）捏脊点穴法：患儿俯卧，医者用双手拇食指于患者尾骶至大椎穴之间，做由下往上反复捏脊5～10分钟（见图115），然后改用食指钩点患儿的长强穴3～5次（见图116）。此法每天1～2次，7～15天为一疗程。

（3）肚脐贴药法：丁香、茴香、厚朴、五

味子、艾叶各3～6克,鲜生姜适量。前五味研细末,用生姜汁拌匀,涂抹于肚脐上,然后用干净的纱布盖上,继用热水袋保温热熨3～5分钟(见图117)。此法每天1次,3～5天或5～7天为一疗程。

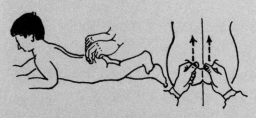

图115 捏脊疗法

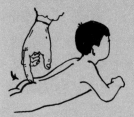

图116 钩点长强穴

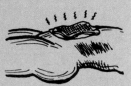

图117 肚脐贴药热熨法

(四)注意事项

首先要明确诊断,了解病情的轻重缓急,并掌握好拔罐的适应证。拔罐疗法主要适用于3~5岁以上的轻度腹泻或慢性腹泻的儿童。施术前,要向患儿的监护人讲解清楚拔罐的相关事项及可能出现的正常的皮肤反应,并要求监护人在场,在征得患儿监护人同意的前提下,方可进行治疗。操作时,注意拔罐时间不宜过长,以防皮肤起水泡或损伤。对于病症较为严重的患儿,要请消化内科、儿科或急诊科的专家会诊,必要时转送儿童医院。

三十、小儿厌食症

(一)病因

小儿厌食症又称消化功能紊乱,是指小儿较长时期食欲不振或减退,甚者拒食的一种病症。导致该病症的发生原因，主要为饮食不节、不规律、过食冷饮、营养品（高糖类、高蛋白类、高脂类食物），或长期食物搭配不当，或生活无规律所致。其他如电解质缺乏、惊吓、肝炎、肠炎、溃疡、药物，或甲状腺功能及肾上腺皮质激素低下等因素，亦可引起本病的发生。

（二）症状

本病症可见于3～12岁的儿童，临床主要表现为：食欲不振、饭量减少、厌食拒食、呕吐腹泻及便秘腹胀等症状，甚者有可能出现腹痛、便血或关节疼痛的现象。厌食时间较长者，可有面色无华、体虚乏力、不愿言语等现象。此若不治，久之则有可能发展成"疳积"。

（三）治疗

· 原则 ·

排除全身器质性疾病，节制零食、控制甜食、少喝饮料、按时就餐，合理安排饮食起居，加强体育运动。

• 拔罐疗法 •

1. 主治经穴

（1）膀胱经：脾俞、胃俞、三焦俞。

（2）胃经：足三里、天枢。

（3）经外：华佗夹脊。

2. 腧穴定位（见图118）

（1）脾俞：在背部，位于第11胸椎棘突下，旁开1.5寸处。

（2）胃俞：在背部，位于第12胸椎棘突下，旁开1.5寸处。

（3）三焦俞：在背部，位于第1腰椎棘突

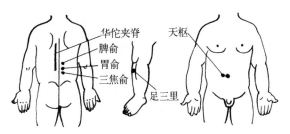

图118 小儿厌食症的常用拔罐穴位

下,旁开1.5寸处。

(4) 足三里:膝外眼直下3寸(小腿外侧,犊鼻下3寸,犊鼻与解溪连线上)。

(5) 天枢:肚脐旁开2寸处。

(6) 华佗夹脊:在背部,第6~12胸椎棘突下旁开0.5寸处。

3. 治疗方法

(1) 轻微厌食者:选穴天枢和足三里,留罐3~5分钟后,再分别于脾俞、胃俞及三焦俞留罐3~5分钟,继进行提罐法,5~10次结束治疗。本法可每天1~2次,或隔日或每周1~2次。1~2周或2~4周为一疗程。

(2) 严重厌食者:先于上述各穴位留罐3~5分钟或5~10分钟,再于华佗夹脊部位上走罐1~2分钟,以华佗夹脊穴的部位上出现微红或微微红紫为妥。根据具体情况,此法可每天或隔日或每周一次,1~3周或3~5周为一疗程。

·其他疗法·

（1）中药内服法：可选择胡氏健脾汤、加减白术散或加减参苓白术散煎服。

① 胡氏健脾汤：炒山楂6克，炒麦芽6克，炒神曲6克，炒苍术6克，炒鸡内金6克，炒槟榔3克，厚朴6克，人参6克，茯苓6克，陈皮6克。清水煎服，每日1剂，每天1～2次，每次50毫升左右，5～7天或7～15天为一疗程。本方具有健运脾胃、消食化积、化湿导滞、化食消瘀、杀虫降气、祛风镇痛之功效。临床适用于食欲不振、食积不化、腹胀腹痛、寄生虫染、厌食多瘀、面色少华，形体偏瘦的儿童患者。

② 加减参苓白术散：人参、白术、白茯苓、桔梗、莲米、薏苡仁、淮山药、扁豆、甘草各6克，清水煎服，每日1剂，每天1～2次，每次50毫升左右，5～7天或1～2周为一疗

程。本方具有健脾渗湿、益气止泻的功能，临床适用于食欲不振、饮食不化、胸脘痞闷、肠鸣泄泻，四肢无力、形体消瘦、面色萎黄、舌淡白苔腻及脉象虚缓的脾虚夹湿之证。

（2）捏脊疗法：患儿俯卧，医者用双手拇食指于患者尾骶至大椎穴之间，做由下往上地反复捏脊治疗法（拿捏脊柱两边的肌肉皮肤组织）5~10分钟（见图115），此法可每天1~2次，或隔日或每周1~2次，7~15天或2~4周为一疗程。

（3）针刺四逢法：四逢穴为经外奇穴，位于手指第2~5掌面的第1~2节横纹中央（见图119）。针刺四逢穴有健脾消食、散积化痰、清热退肿、止痛安神、行气止呃、平喘疗风的作用。临床除适用于小儿厌食症、疳积、消化不良、腹痛腹胀外，对小儿发热、惊风、感冒、哮喘、发痧中暑及神经衰弱等病

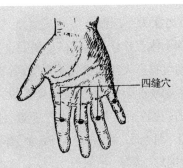

图119 四逢穴位示意图

症也有一定的治疗效果。操作时,医者先用碘伏、酒精对患儿需要治疗的手指针刺面进行消毒,然后左手拿捏住患儿的手指端(让掌心面朝上),右手持消过毒的毫针、三棱针或注射用针,快速直刺或点刺患儿的四逢穴(男左女右,症状轻微者刺单手;症状严重者,刺双手),刺后再用双手拇指适度挤压针眼周围的软组织,使针眼内的少许液体(血液或其他液体)溢出为妥。根据病症的不同,此法可每天或隔日或每周1次,5~7次或7～15次为一疗程。

（4）体育疗法：现代科学研究证实，体育运动可提高人体的摄氧能力、改善胃肠运动、增强内分泌、消化酶及免疫系统。临床常见的，比较适合儿童的体育运动项目有：乒乓球、羽毛球、游泳、跳绳、武术、体操、跆拳道、网球、棒球、足球等项目，家长可根据实际情况，选择适合子女的体育项目来进行训练。由于体育疗法不是一日之功，故要持之以恒地进行训练，方能收到良好的效果。

（四）注意事项

明确诊断，在排除了厌食症之外的其他疾病之后，方可进行拔罐治疗。拔罐疗法主要适用于胃肠功能紊乱、惊吓、喂养不当、气候影响等原因所引起的轻度厌食症，对于因药物、体内电解质缺乏、甲状腺功能及肾上腺皮质激素低下或不足等原因所引起的厌食症，则要慎用或禁用。